POTENTIALET
AF CANNABIS

OPSLAGSVÆRK MED DOKUMENTERET
VIDEN OM EN MEDICINSK PLANTE I HØJE TIDER

POTENTIALET AF CANNABIS

OPSLAGSVÆRK MED DOKUMENTERET
VIDEN OM EN MEDICINSK PLANTE I HØJE TIDER

HELENA CHRISTENSEN
CAND.SCIENT

FORORD AF SØS EGELIND
SKUESPILLER, INSTRUKTØR
FORFATTER, FOREDRAGSHOLDER

Potentialet af Cannabis
Copyright © Helena Christensen, 2020
Denne bog er beskyttet af lov om ophavsret.

3. udgave 2021
ISBN 978-87-972301-0-7
Omslagsgrafiker: Signe Ida Christiansen
Korrektør: Jette Christensen
Tryk: Books on Demand GmbH, Norderstedt, Tyskland

Indholdsfortegnelse

Forord

Kære Læser,

Nu sidder du her og læser et forord til en bog om cannabis. En plante der har været anvendt til medicinsk brug siden 2000 år før vor tidsregning og som indtil 60´erne har været at finde på apotekernes hylder. Siden har bølgerne gået højt..

Med en plante med så mange egenskaber, kan det være en jungle selv at skaffe sig viden, for man skal ikke tage fejl af, at internettet flyder over med halvstuderede forsøg og udokumenteret viden. Jeg har personligt arbejdet siden 2015 for at sætte gang i debatten for patienters adgang til medicinsk cannabis, efter selv at have erfaret hvordan planten hjalp mig gennem 2 kræftforløb. Den kurerede mig ikke for cancer, men den gjorde at jeg kom godt igennem mine behandlinger med kraftige kemokure og strålebehandlinger, og jeg mødte dengang megen modstand fra behandlingssystemet, da jeg fortalte om mine erfaringer. At jeg kunne sove om natten, at jeg kunne spise igen, at min kvalme forsvandt og at jeg kunne lægge mine afhængighedsskabende morfinpiller på hylden. Siden blev det i 2017 til en dokumentar i 2 dele på DRtv (Søs Og Kampen Om Cannabis) og samme år var jeg med til at stifte Cannabis Danmark som i dag er et nationalt videnscenter for medicinsk cannabis, hvor vi

I

blandt andet hjælper alle de patientgrupper der kan have gavn af medicinsk cannabis, læger, forskere, myndigheder og producenter. Vi oplyser desuden om den danske forsøgsordning og farerne ved det illegale marked og indsamler forskning og viden fra både Danmark og udlandet.

Cannabis er vel nok den mest omdiskuterede og kontroversielle plante i vor tid og derfor er det en stor glæde nu at kunne læse en fyldestgørende dansk bog der belyser dens egenskaber og som har samlet dén forskning der findes, så vi bedre kan forstå den. Det er ingen hemmelighed at vi stadig mangler forskning og evidens, men den letlæste, spændende og overskuelige bog, har samlet det hele og der er ingen tvivl om at den vil være et godt redskab til både patienten, den nysgerrige og ikke mindst sundhedspersonalet som måske skal ordinere. Og ønskescenariet ville jo være at endnu flere vil se det store potentiale og kaste sig over yderligere forskning, så vi i nær fremtid kan ordinere sikkert til gavn for patienterne Jeg håber inderligt at den kan være med til at sætte Danmark på verdenskortet som foregangsland- det er på høje tid.

De kærligste hilsner, stort tillykke med bogen Helena. Og mod nye højder.

Søs Egelind
Skuespiller, instruktør
forfatter og foredragsholder

Note fra forfatteren

Potentialet af cannabis er en dokumenteret og videnskabelig bog om cannabisplantens aktive indholdsstoffer og deres medicinske egenskaber, hvordan cannabisprodukter fremstilles, og hvad cannabis reelt set kan bruges til, forklaret på et niveau, således den almene borger kan følge med.

Cannabis har været udnyttet for dets fiberindhold samt medicinske og euforiske egenskaber i mange tusinde år. Legalisering ses nu verden over, hvilket giver den danske befolkning samt resten af verden mulighed for at udforske cannabisplantens mange egenskaber.

Cannabis er en af de mest udbytterige planter på Jorden med anslået 50.000 kommercielle anvendelser. I tusinder af år har mennesker brugt cannabisplanten til mad, tekstiler, papir, stof og fyringsolie. I dag har moderne forarbejdningsteknologier gjort det muligt at skabe alternativer til benzin, plast, medicin mm.

I denne bog forsøger jeg i kapitel 1 at skabe overblik over cannabisplantens historie, botanik og aktive indholdsstoffer som cannabinoider, terpener og flavonoider. I kapitel 2 skabes der overblik over, hvordan cannabisprodukter fremstilles både på traditionel vis og ved hjælp af bioteknologiske processer.

Formålene ved at benytte cannabis er mange og kan inddeles i kategorier, som gjort i kapitel 3. For at forstå, hvorfor cannabis har så mange lindrende effekter på forskellige sygdomme, er kapitel 4 skrevet for at belyse, at alle mennesker har et indbygget system, der regulerer stort set alle vitale dele af kroppen, kaldet det endocannabinoide system. I kapitel 5 sammenfattes videnskabelige studier, der har bevist, hvordan cannabinoider, terpener og flavonoider (isoleret eller som entourage-effekt) påvirker vores endocannabinoide system og hjælper ved sygdomme.

Kapitel 6 er skrevet, for at give mulighed for bedre at forstå vigtigheden i at kende til, hvad ens cannabisprodukt indeholder, samt hvordan de bedst doseres til hver patient. Et helt kapitel er afsat til forskningsstudier, der belyser bivirkninger ved cannabis, nemlig kapitel 7. I henholdsvis kapitel 8 og 9 er der sammenfattet videnskabelige resultater samt beretninger fra danske cannabispatienter om virkningerne ved brug af cannabis til lindring af specifikke sygdomme. Sidst i bogen findes en begrebsforklaring af ord, der ofte bruges i cannabisindustrien, og bagerst nævnes nogle af de referencer/kilder der ligger til baggrund for denne bog. Alle referencer kan findes på forlagets hjemmeside.

Denne bog henvender sig til læger, patienter, pårørende og almindeligt sundhedsinteresserede såvel som naturfagliginteresserede, for at give et unikt og fuldkomment billede af evidensbaseret information om cannabisplanten.

IV

Jeg er uddannet kandidat i biologi fra Københavns Universitet med afsluttende specialisering om cannabisplanten. Jeg har skrevet flere videnskabelige artikler omhandlende cannabis med farmakologiske og bioteknologiske aspekter. Derudover har jeg medvirket til flere, større eksperimentelle forsøg med bioteknologisk fremstilling af cannabinoider. Sidenhen har jeg deltaget på store konferencer i hele verden med fokus på medicinsk cannabis, hvor målet er at blive ved at opnå viden om planten og dens mange egenskaber, samtidig med at møde ligesindede personer (patienter, læger, direktører mm.) med samme interesse i at vække opsigt om cannabis. Jeg har opnået tilladelse fra Lægemiddelstyrelsen til at håndtere, bearbejde og analysere medicinsk cannabis.

Denne bog var aldrig blevet udgivet, hvis det ikke havde været for alle de hjælpsomme og fantastiske mennesker i mit liv. Af hjertet tak til min kæreste Frederik, for at have bidraget og støttet mig igennem hele processen. En speciel tak til min datter Leonora, der dagligt giver mig lysten og motivationen til at være den bedste og kærligste udgave af mig selv. Tak til min familie Michael, Linda og Louise, fordi I tror på mig, føler omsorg for mig og opmuntrer mig til at fortsætte denne vigtige sag trods modvind. Tak til resten af min familie og venner for altid at heppe på mig samt hjælpe til idéer og give konstruktiv kritik til færdiggørelse af denne bog. En ekstraordinær tak til Signe Christianen for udvikling og design af det enormt flotte bogomslag samt til Jette Christensen for korrekturlæsning.

En kæmpe taknemmelighed falder tilbage på professorer og vejledere fra Københavns Universitet Frank Hauser, Nethaji Gallage, Birger Lindberg Møller og Thies Gülck, der hjalp til at iværksætte mine drømme om forskning indenfor cannabisplanten.

Den dybeste respekt og tak går til patienterne, der medvirker i bogen med deres fortællinger. Uden jer havde denne bog aldrig opnået samme værdi. Jeg beundrer jeres daglige mod til at kæmpe for rettighederne til et bedre helbred.

Forord er skrevet af Søs Egelind, hvis kamp for patienters rettigheder til medicinsk cannabis er uundværlig. Jeg er beæret over din interesse og assistance til bogen.

Erfaringer gennem de sidste år har vagt opmærksomhed på, hvor meget information der findes om cannabis på videnskabelige databasesider, for ikke at nævne hvor meget ikke-videnskabelig information der findes på internettet. Men yderligere erfaring fortæller også, at der er et behov for at beskrive dokumenteret information i én samlet bog. Jeg håber derfor, min umage med bogen vil hjælpe dig til bedre at forstå, hvad cannabis er, og hvorfor netop denne plante har så store potentialer i hele verden.

Helena Christensen

Kapitel 1
Cannabisplanten

Cannabisplanten

Cannabis har været udnyttet for dets fiberindhold samt medicinske og euforiske egenskaber i mange tusinde år. Efter cannabis blev ulovliggjort, har forskere haft svært ved at fremlægge resultater vedrørende medicinske effekter og bivirkninger. Legalisering ses nu verden over, hvilket giver den danske befolkning samt resten af verden mulighed for at udforske cannabisplantens mange egenskaber.

I skrivende stund afslører en søgning på den anerkendte medicinske database PubMed 29.055 offentliggjorte artikler, der indeholder ordet 'cannabis' og samme antal artikler, hvis man i stedet benytter ordet 'cannabinoid'. Disse tal illustrerer den foreliggende videnskabelige interesse i at forstå mere om cannabisplantens mange egenskaber. Mens ny viden vedrørende cannabis og aktivstofferne fortsætter med at blive publiceret, står én ting klart: Cannabisplanten er en øjenåbner for mange mennesker, og diskussionen om brugen af cannabis til medicinsk såvel som rekreationel formål stiger intenst. En debat, der vedrører læger og patienter, politikere og producenter såvel som den almene borger.

Historie

Cannabis er blevet brugt i Kina i mere end 6000 år, men forskning tyder på, at cannabis blev dyrket i Centralasien allerede for 12.000 år siden. Arkæologiske og historiske fund tyder på, at planten blev dyrket til brug af fibre opnået fra stænglerne til at producere strenge, reb, tekstiler og papir. Kineserne brugte blomster af cannabis som medicin eller som et religiøst formål. Det første dokumenterede bevis for brugen af cannabis som medicin, baseret på C14-dateringsteknikker, dateres 6000 år tilbage. Planten blev brugt i operationer som et bedøvende middel, der blandt andet blev brugt til behandling af den kineske kejsers lidelser i 2737 f.Kr.

I Kina nåede den medicinske brug af cannabis aldrig samme betydning som i Indien. Plantens psykoaktive effekter var berømte i Indien, måske på grund af den måde de lærte at fremstille tre forskellige cannabispræparater. Den svageste type kaldes Bhang og består af tørre blade, hvorfra blomster fjernes omhyggeligt. En stærkere type, Ganja, tilberedes med hunplantens blomster. Den stærkeste af dem alle er Charas, der udelukkende er fremstillet af harpiksen, der dækker blomsterne. Disse former for tilberedelse garanterer tilstedeværelsen af aktivstoffer. Den medicinske og religiøse brug af cannabis i Indien begyndte sandsynligvis for omkring 3000 år siden og blev brugt til adskillige funktioner såsom: hovedpine, tandpine, epilepsi, rabies, angst, mani, hysteri, inflammatoriske sygdomme, hudinfektioner, parasitter, fordøjelse, appetitstimulerende middel, bronkitis og astma.

Cannabisplanten blev introduceret til Europa for ca. tusinde år siden, opdaget af arkæologer, der fandt frø af cannabis i gravene fra Siberiske og tyske krigere. Med opdagelsen af Amerika fulgte planten den menneskelig migration først til Sydamerika i 1545 og senere i 1606 til Nordamerika. Plantebestanddele fra cannabis er blevet brugt af mennesker over hele verden til henholdsvis farvestoffer, smagsstoffer, duftstoffer, traditionelle lægemidler og farmaceutiske lægemidler.

I 1839 udgav en udstationeret læge i den Bengalske hær i Indien og professor i kemi ved Calcuttas medicinske universitet en artikel om præparater af indisk cannabis. O'Shaughnessy havde observeret, at den indiske befolkning anvendte udtræk af cannabisplanten til rekreativ og medicinsk brug og blev interesseret i plantens medicinske egenskaber. Han testede derfor stoffet på forskellige dyr, før han forsøgsmæssigt afprøvede effekten på patienter med forskellige lidelser (stivkrampe, rabies, gigt, mm.). De fleste patienter oplevede en bedring, og flere var i stand til at forlade hospitalet helbredt eller med langt færre gener, end de var blevet indlagt med. Læger, der i tiden efter udførte afprøvninger af cannabisudtrækket, beskrev varierende resultater i de medicinske tidsskrifter.

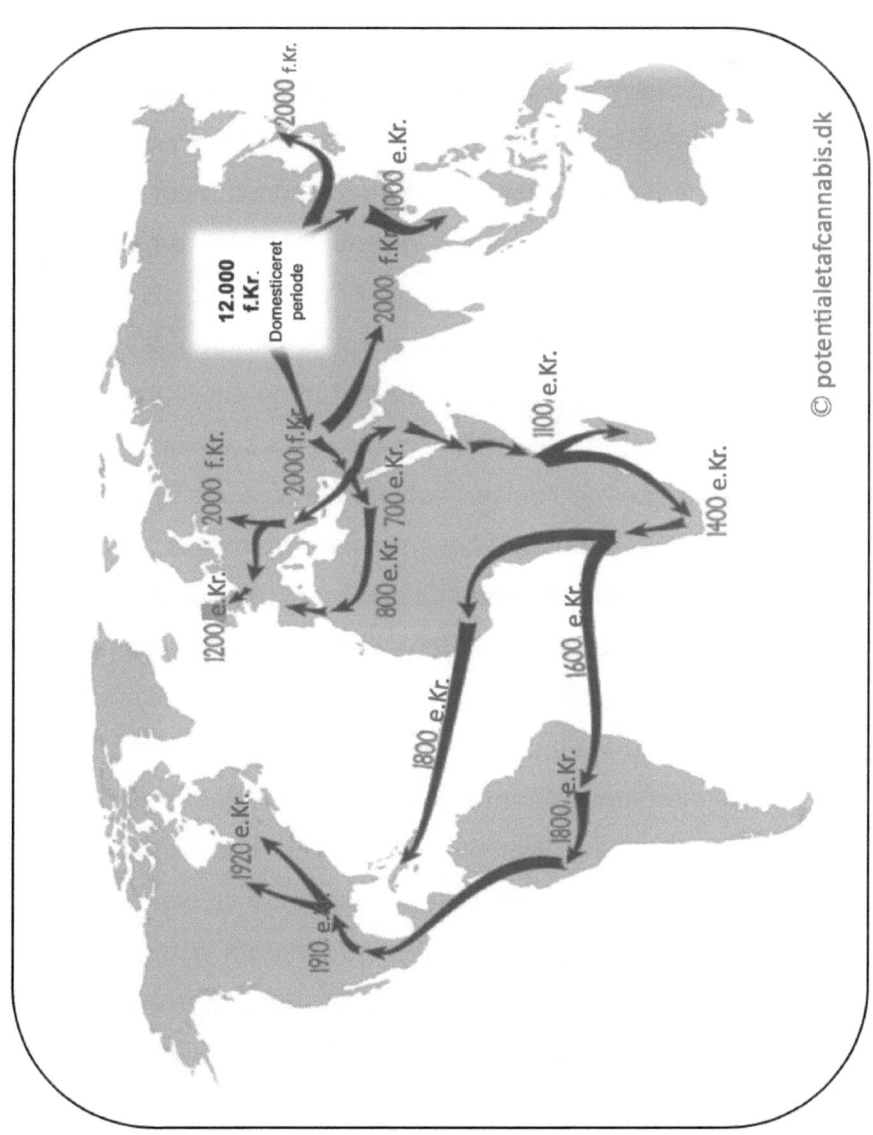

Figur 1: Cannabisplantens evolutionære historie

Der var dog primært tale om individuelle beskrivelser og prakti-
ske erfaringer frem for resultater fra klinisk kontrollerede forsøg.
Man havde f.eks. observeret, at cannabis havde en positiv effekt
på: nervesmerter, kramper, gigtsmerter, menstruationskramper,
søvnforstyrrelser, rabies samt migræne og andre former for ho-
vedpine. På grund af disse positive erfaringer, og da de fleste
læger havde en opfattelse af, at cannabis var forholdsvist uska-
deligt, da de negative virkninger hurtigt aftog eller kunne soves
væk, valgte lægerne ofte at afprøve cannabis som medicinsk be-
handling til forskellige lidelser, selvom der ikke var sikkerhed for
effekten ved alle patienter. Anvendelse af cannabis som medi-
cinsk behandling var på denne tid præget af manglende standar-
der for dosering, manglende viden om dyrkning, høsttidspunkt og
forskellige cannabisplanters varierende niveauer af aktivstoffer.

I starten af 1900-tallet opstod en modstand mod brugen af can-
nabis. Flere læger rapporterede om patienter, der fik en overdo-
sis, og man var blevet klar over, at det ikke kun var iltnedbryd-
ning, der forårsagede præparatets varierende styrke, men også
forskelle i høsttidspunkt og forskellige planters potens. Derud-
over havde man også fundet ud af, at den varierende effekt
skyldtes, at der var en stor variation i individuelle tolerancetærsk-
ler for cannabis. Det var altså et ret uforudsigeligt lægemiddel,
man anvendte, og det førte til, at lægerne i mindre grad udskrev
den medicinske cannabis. Man begyndte derudover i starten af

6

1900-tallet at betragte cannabis som et farligt narkotisk stof og omtalte planten som marihuana. Brugen af cannabis spredte sig til hele USA, og der startede, hvad flere forskere efterfølgende har betegnet som en skræmmekampagne, om at cannabis kan føre til skæbnesvangre følger som sindssygdom og kriminalitet. Rygter om at kontinuerligt brug kunne skabe en voldelig type sindssyge, hvor personen pludselig ville vende sig mod den, der var nærmest med morderisk vrede. Han ville gå amok med kniv, økse, pistol eller hvad som helst, der var ved hånden, og ville dræbe eller lemlæste uden grund. Den negative omtale af cannabis blev fulgt af ønsket om at gøre stoffet ulovligt på linje med kokain og heroin. Dette lod sig dog ikke umiddelbart gøre, da der ikke kunne findes forskningsmæssigt belæg for de farer, der blev beskrevet i medierne. Mens lægerne kæmpede en kamp for at dokumentere cannabisplantens ekstrakter og virkning, kæmpede andre kræfter for at gøre cannabis illegalt. Den ene side ignorerede de negative effekter, der blev observeret, fordi man var overbevist om cannabisplantens medicinske potentiale. Den anden side overdrev derimod skadevirkningerne ved cannabisbrug og ignorerede de positive effekter, cannabis havde over for forskellige lidelser.

Med 'The Marihuana Tax Act' fra 1937 blev cannabis gjort ulovlig i USA. Først mange år senere i 1961 underskrev Danmark en FN-konvention, der ulovliggjorde cannabis og efterfølgende tilpassede den dansk lovgivning. Man ulovliggjorde således i slutningen af 1930´erne anvendelsen af cannabis og lagde en markant beskatning på medicinsk og forskningsmæssig anvendelse af cannabis. Herefter gik man væk fra at forsøge at udvikle et stabilt plantebaseret medicinsk præparat for i stedet at forske i syntetiske cannabinoiders effekt og medicinske potentiale. Loven blev fjernet og erstattet af The Controlled Substance Act i 1970, der definerer cannabis som "a drug with no currently accepted medical use and a high potential for abuse". Det paradoksale er, at de samme personer, der dæmoniserede cannabis og arbejdede for en kriminalisering af cannabis, også var involveret i udviklingen af et syntetisk lægemiddel, der imiterede cannabisplantens psykoaktive effekt.

FN forbyder cannabis i 1961, og det danske folketing ændrede samme år den danske lovgivning og forbød cannabis totalt. Dette skete uden at undersøge faren ved cannabis eller videnskabelige forskningsstudier. Syv år efter blev det meget populært blandt de unge at indtage cannabis, og folketinget sætter i 1969 straframmen op til 6 års fængsel for kriminalitet med cannabis. Enkelte medlemmer af folketinget ønskede en legalisering af cannabis, hvis stoffet viste sig ikke at være farligere end alkohol og tobak. Sundhedsstyrelsen afviste dog, at der ville komme nye videnskabelige resultater, som kunne ændre på konklusionen af, at cannabis er farligt.

I 1970'erne opstod Pusherstreet på Christiania og blev Danmarks mest velkendte cannabismarked. Kokain og heroin blev solgt på Christiania i 1977-78. Christianitterne lavede derfor en "Junkblokade", hvorefter alle former for hårde stoffer ikke måtte sælges i Pusherstreet og på Christiania.

Fra år 2012 blev det muligt at få en stor bøde og miste sit kørekort ubetinget i 3 år, hvis man har kørt bil og bliver testet med over 0,001 milligram THC (psykoaktivt stof i cannabis) pr kilo blod. Der kan måles THC i blodet mere end 3 uger efter at have indtaget cannabis, og over 2,000 mennesker har derfor mistet deres kørekort ubetinget. I 2017 blev lovgivningen ændret således, at sanktionerne for THC-kørsel er opbygget efter en trappestigemodel hvor lavt niveau THC (over 0,001-0,003 mg /kg blod) giver bødestørrelse på en halv månedsløn og 1. klip i kørekortet. Mellem niveau THC (over 0,003-0,009 mg /kg blod) giver bødestørrelse på en hel månedsløn og betinget frakendelse af kørekortet, og højt niveau THC (over 0,009 mg /kg blod) giver bødestørrelse på en hel månedsløn og ubetinget frakendelse af kørekortet i 3 år

Den 1. januar 2018 blev det muligt at få tilladelse til at importere cannabis til danske patienter i den danske 4-årige forsøgsordning. Samtidig blev det muligt for virksomheder at søge om en tilladelse til at udvikle medicinsk cannabis, som ikke kan leveres til patienter, men hvor virksomheden kan dyrke, udvikle og teste medicinsk cannabis. Den 1. juli 2018 blev det også muligt at søge om tilladelse til at dyrke medicinsk cannabis i Danmark, som kan indgå i forsøgsordningen og udleveres på recept til patienter. Samtidig blev det muligt for virksomheder at producere/importere og forhandle ikke-medicinske cannabisprodukter med lavt THC-indhold som eksempelvis fødevarer (øl eller kager med hamp). I hele 2018 blev der indløst 2951 recepter på cannabisprodukter under forsøgsordningen fordelt på 1211 borgere. I året 2019 blev der indløst 5257 recepter fordelt på 1705 borgere.

Historisk tidslinje

Cannabis er en plante, brugt i mere end 14.000 år. Historien om, hvordan cannabis går fra at være et populært lægemiddel og fø-devare i flere tusinde år til pludselig at være ulovlig i det meste af verden, er fascinerende. Nedenfor ses en tidslinje, der marke-rer de vigtigste årstal i cannabisplantens historie.

4000 f.Kr.: Cannabis blev betragtet som en vigtig "kornsort" i Kina og blev opdrættet som en betydningsfuld fødevareafgrøde i landsbyen Pan-p'o.

2737 f.Kr.: Tidligste registrering af cannabis brugt som lægemiddel. Kejser Shen-Nung anerkendte plantens potentielle egenskaber for over 100 lidelser såsom gigt og malaria.

2350 f.Kr.: I Egypten blev der opdaget beskrivelser om cannabisplanten i tekster fundet i pyramiderne.

2000-1000 f.Kr.: Cannabis blev beskrevet som en "kilde til lykke", "glæde giver" og "bringer af frihed" i hinduistiske religiøse tekster. Planten blev brugt til behandling af en række sygdomme som epilepsi, rabies, angst og bronkitis.

1700 f.Kr.: Cannabis er beskrevet i historiske papyrusruller fra det gamle Egypten som behandling til lidelser som øjenproblemer, kvindelige uderlivssygdomme, migræne og negleinfektion.

440 f.Kr.: Cannabisplanten blev introduceret til Europa. Herodotus (græsk filosof) berettede at se skythiske krigere (iranske normadefolk) udføre afbrændingsritualer af cannabis til euforisk og religiøst formål.

207 (e.Kr.): I Kina er Hua T'o den første registrerede læge til at beskrive cannabis som et smertestillende middel. Han brugte en blanding af cannabis og vin til bedøvelse inden operationen.

1025: En persisk medicinsk forfatter udgav berettede, at cannabis er kan behandle gigt, ødemer, infektionssår og alvorlig hovedpine. Hans arbejde blev bredt undersøgt fra det 13. til det 19. århundrede med en varig indflydelse på vestlig medicin.

1300: Arabiske handelsmænd bragte cannabis fra Indien til det østlige Afrika, hvor det bruges til behandling af malaria, astma og feber.

1500: Spanske migranter bragte cannabis til Amerika, hvor det i mange år blev brugt til praktiske formål som reb eller tøj.

1798: Napoleon bragte cannabis tilbage til Frankrig fra Egypten, og det blev undersøgt for dets smertelindrende og beroligende egenskaber. På dette tidspunkt ville cannabis blive brugt til behandling af kræftceller, hoste og gulsot.

1839: Den irske læge William O'Shaughnessy cannabis til den vestlige medicin, og konkluderede, at der ingen alvorlige bivirkninger var. Efterspørgsel af planten steg efterfølgende hurtigt.

1840'erne: Tinkturer (alkoholbaserede) cannabisprodukter blev tilgængeliggjort til behandling af kvalme, gigt og arbejdssmerter i dele af Europa og Amerika. I årene frem til 1900-tallet blev flere artikler om cannabisplantens medicinske og terapeutiske virkninger udgivet i medicinsk litteratur.

1914: Narkotikamisbrug blev erklæret for en forbrydelse i USA i henhold til Harrison Narcotics Tax Act.

1937: Filmen Reefer Madness blev udgivet for at advare forældre mod, at deres børn indtog cannabis. Filmen hjernevaskede en hel generation med misinformation til at tro, at cannabis var meget farligt.

1937: Lovgivningen Marihuana Tax Act forbød brug og salg af cannabis i USA.

1944: Forsøg om cannabis rapporterede, at der ingen beviser fandtes på, at cannabis skulle give anledning til voldelige episoder. Cannabis var ikke er associeret med aggressiv- eller antisocial adfærd, og ingen personlighedsforstyrrelser blev observeret. Studiet blev fordømt og efterfølgende ignoreret.

1964: Den molekylære struktur af THC blev opdaget og syntetiseret af den israelske kemiker Dr. Raphael Mechoulam.

1996: FN forbød cannabis, og det danske folketing ændrede samme år den danske lovgivning og forbød al form for cannabis fuldstændigt.

1970: Cannabis blev kategoriseret som et skema 1 lægemiddel i USA, hvilket begrænsede yderligere forskning i planten og dens bestanddele. Det blev anført, at cannabis har "ingen accepteret medicinsk effekt".

1970'erne: Pusherstreet på Christiania i København opstod og blev det mest velkendte cannabismarked i Danmark.

1975: Forskere konkluderede i tidsskriftet The Journal of the International Cancer Institute, at nogle aktivstoffer (cannabinoider) i cannabis havde potentialet til at mindske tumorceller.

1988: Cannabinoidreceptorerne (CB1 og CB2) blev opdaget i mus. Dette studie førte til yderligere forskning af receptorerne i mennesker i 1990 og af de naturligt forekommende cannabislignende molekyler (endocannabinoider), der dannes i hjernen, i 1992.

1996: Californien var den første stat, der legaliserede cannabis til medicinsk brug. Regeringer, såsom Canada og andre stater i USA, begyndte efter årtusindeskiftet at legalisere cannabis til medicinske formål fra licenserede producenter. Legalisering af det rekreationelle marked begyndte hurtigt at følge med i USA.

2001: Medicinsk brug af cannabis blev legaliseret i Canada. I 2018 blev det i Canada formelt muligt at dyrke, besidde, erhverve og forbruge cannabis rekreationelt af personer over 18 år.

2012: I Danmark blev det muligt at få en stor bøde og miste sit kørekort ubetinget i 3 år, hvis man kørte bil og blev testet med få mængder THC i blodet. Sanktionerne for THC-kørsel ændres i 2017, opbygget efter en trappestigemodel.

2013: Uruguay var det første land, der ændrede lovgivning af rekreationel cannabis, således at personer over 18 år lovligt kunne indtage planten og dens bestanddele. Fra 2017 blev det muligt at købe kontrolleret medicinsk cannabis i Uruguay fra almindelige apoteker.

2017: Tyskland ændrede lovgivningen for medicinsk cannabis. Ifølge regeringen kunne læger få lov til at ordinere cannabis til syge patienter, der ikke havde noget andet terapeutisk alternativ.

2018: Muligt i Danmark at opnå tilladelse til at importere eller dyrke cannabis til danske patienter i forsøgsordningen kontrolleret af Lægemiddelstyrelsen. Muligt for danske virksomheder at producere, importere og forhandle cannabis (hamp) med lavt THC-indhold f.eks. fødevarer som øl eller kager.

2019: Danske politikere besluttede at give tilskud til medicinske cannabispatienter, der indgik i forsøgsordningen. Patienter i terminal behandling (fået stillet en dødelig diagnose) får 100% tilskud til køb af medicinsk cannabis, andre patienter får 50% i tilskud op til 10.000 kroner om året. Tilskudsordningen gives med tilbagevirkende kraft, så patienter også kan få tilskud til cannabisprodukter købt i 2018.

2020: Mens denne bog sammenfattes, er der i alt 35 lande i verden og yderligere 33 stater i USA, der tillader cannabis til medicinsk behandling af forskellige sygdomstilstande.

Botanik

For mere end ti år siden blev der offentliggjort detaljerede tekniske beskrivelser af cannabisplantens morfologi, og i 2009 gennemgik United Nations Office on Drugs and Crime (agentur i FN) artiklen og bekræftede beskrivelserne af cannabis. Stænglerne på en cannabisplante er stærke, furede og forgrenede. Cannabisplanten kan vokse op til 6 m i højden. Rødderne er værdifulde for planten, som regel 30-60 cm i dybde med op til 2,5 m i løs jord. Bladene er håndnervet, men foldernes størrelse og form ændres markant i henhold til genotype.

Planten er enårig, hvilket vil sige at den blomstrer én gang per cyklus. I løbet af denne periode gennemgår planten livsfaserne spiring, kimplantestadiet, vegetativt stadie, hvileperiode, generativt stadie, frugtsætning og ældning samt spredning.

Hvorvidt planten udvikler han- eller hunblomster er primært bestemt af genetiske faktorer, men påvirkes også af en række miljøfaktorer som korte dagslænger i den vegetative fase, perioder med høje temperaturer over 32 grader og for højt ledetal i vækstmediet. Hele blomsterstanden kan vise sig som hanblomster, men planten kan også være hermafrodit og sætte en blanding af han- og hunblomster. Hanblomster er ca. 5-6 mm store og består af fem frie blosterblade og fem støvdragere med korte stilke. Hunblomsterne består af en lille frugtknude, kort griffel og 2 lange, lyse og behårede støvfang. Blomsterne er samlet i tætte bundter adskilt af små dækblade, og især på dækbladene i hunblomsten ses tætheden af kirtelhårene, også kaldet trikomer, der indeholder aktivstoffer som cannabinoider og terpener. Trikomer består af en stilk og et kirtelhoved. Stilken består inderst af hypodermisceller, der transporterer næring til kirtelhovedet. Disse beskyttes af ydre epidermisceller, der fungerer som støtteceller for stilken. I toppen af stilken sidder en basalcelle, som fastholder kirtelhovedet. Derover findes sekretceller i trikomerne, der optager næring fra kirtelhovedets stilk for at danne specialiserede stoffer, herunder cannabinoider. Disse stoffer transporteres herefter ud af cellerne og opbevares i kirtelhovedet. Derfor er trikomernes størrelse, udseende, antal og farve vigtige parametre at undersøge, for at vurdere om planten er udviklet og modnet optimalt.

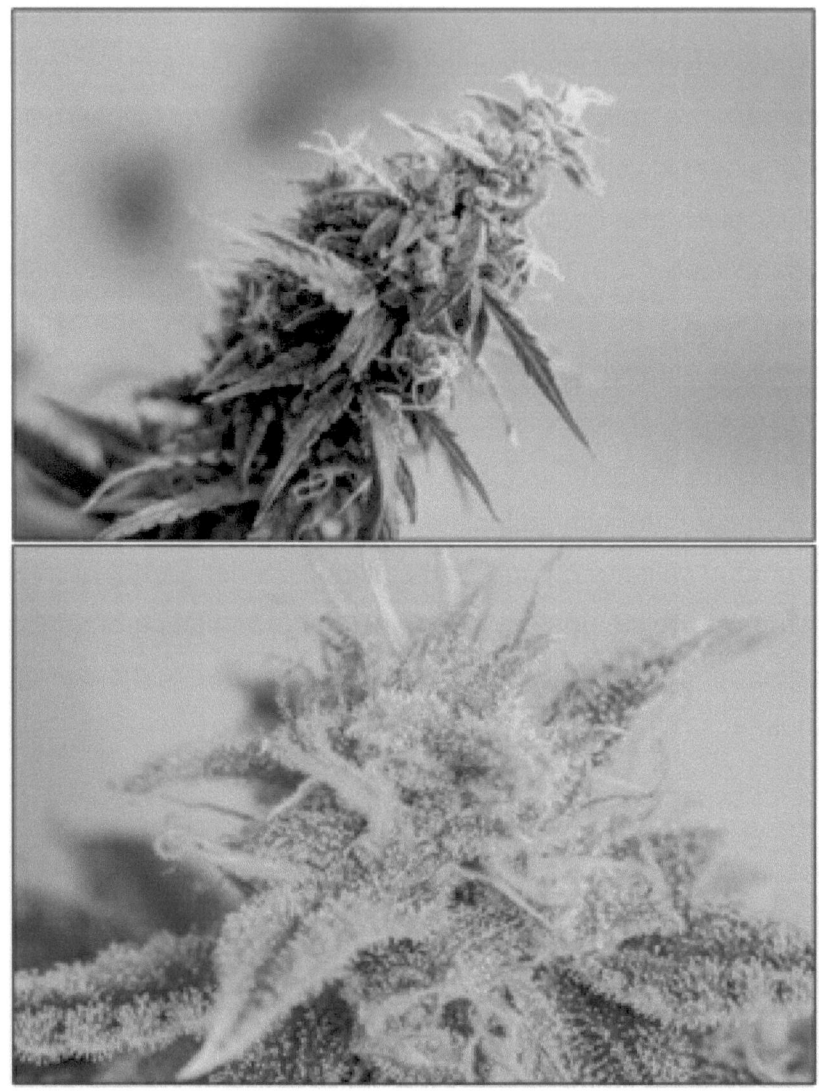

Figur 2: Billede af cannabisplanten, dens blomster (øverst) og trikomer (nederst)

Cannabisarter

Cannabis hører til familien Cannabaceae, der endvidere indeholder arten Humulus (humle) og Celtis (nældetræ). Forskellige sorter af cannabis er udviklet gennem mange århundreder som resultatet af avl og selektion. Der er ingen generel aftale om den taksonomiske rang for forskellige grupper inden for cannabis.

De Forenede Nationers kontor for narkotika og kriminalitet (UNODC) har opdelt cannabisplanten i tre forskellige grupper: 1) fiberrig cannabis med lange, uforgrenede stængler og dårlig frøproduktion, 2) frøolie cannabis med korte, tidligt modne planter med rig frøproduktion og 3) lægemiddel cannabis: korte, stærkt forgrenede stængler med små mørkegrønne blade.

Andre forskere foreslår cannabis som en polytypisk art (kan opdeles i mindst to arter) som sativa, indica og ruderalis, og nogle rapporter antyder endda syv arter: ruderalis, sativa ssp. sativa, sativa ssp. spontanea, indica ssp. kafiristanica, indica spp. indica, indica ssp. afghanica og indica ssp. chinensis.

Ofte bruges udtryk som marihuana, pot, hash mm. om cannabis. Disse betegnelser er imidlertid ikke korrekte, men blot slangord for cannabis eller navne på cannabisprodukter.

Imidlertid afspejler planternes mangfoldighed primært forskelle i geografi, forskellige kemiske sammensætninger eller fænotype variation af cannabisplanterne.

I dag accepteres cannabis generelt som en enkelt, meget poly-
morf (forskelligformet) art: *Cannabis sativa L.*

Cannabissorter

Forskellige variationer af cannabis udvikles for at intensivere
specifikke egenskaber ved planten eller for at differentiere sorten
med henblik på markedsføring eller for at gøre den mere effektiv
som et lægemiddel. Sortens navn vælges typisk af producen-
terne og afspejler ofte plantens egenskaber, såsom smag, farve,
lugt eller sortens oprindelse.

Cannabissorter, omtalt til rekreationel og medicinsk brug, er
dyrket til at indeholde en høj procentdel aktivstoffer. Flere sorter
af industriel cannabis, kendt som hamp, har et meget lavt can-
nabinoidindhold og dyrkes i stedet for deres fiber og frø.

Cannabissorter kan inddeles i flere forskellige kategorier:
- Traditionel (sativa, indica, rudealis)
- Smag (chokolade, jordbær, citrus mm.)
- Terpener (myrcen, pinen, limonen, caryophyllene mm.)
- Effekt (euforisk, beroligende, opkvikkende mm.)
- Medicin (depression, søvnløshed, inflammation, smer-
  ter mm.)

På et detailmarked, der er afkriminaliseret, såsom i Holland, hvor engrossalgsproduktion er ulovlig, men retsforfølgning ikke altid håndhæves på grund af modsigende lovgivning, øges konkurrencen og lægger pres på dyrkere til at udvikle nye attraktive sorter for at opretholde markedsandelen. Dyrkerne giver deres sorter forskellige og mindeværdige navne for at hjælpe med at differentiere dem fra deres konkurrenters sorter, selvom de faktisk kan være meget ens. Populære sorter er inkorporeret i nye hybrider, som ofte bærer et lignende navn som deres forælder. Dette fænomen er blandt andet forekommet med Haze og Sour sorter. Kendte sorter er blandt andet navngivet:

Bedrocan: En medicinsk cannabissort dyrket fra en hollandsk cannabisproducent med et standardiseret indhold på THC (22%) og CBD (1%). Det dyrkes i øjeblikket af virksomheden Bedrocan i Holland, Canada og Tjekkiet.

Charlotte's Web: En høj-CBD, lav-THC cannabissort produceret i Colorado. I september 2014 meddelte producenterne, at de ville sikre, at produktet konsekvent indeholdt mindre end 0,3% THC. Cannabissorten fik national opmærksomhed, da det blev brugt til behandling af barnet Charlotte Figis epileptiske anfald. Hendes historie har ført til, at hun blev beskrevet som "pigen, der ændrede medicinsk cannabislovgivning i hele Amerika".

Skunk: Refererer til cannabissorter, der er stærkt duftende og er blevet sammenlignet med lugten fra et stinkdyr. Det antages, at disse sorter af cannabis stammer fra de tidlige 1990'ere i USA forud for større popularisering af hollandske producenter. Ligesom med andre cannabissorter dyrkes skunk ofte under kontrollerede klimaforhold under specialiserede dyrkningslys eller i et drivhus, når fulde udendørs forhold ikke er egnede.

Sour Diesel: Er en hybridsort mellem to andre sorter kaldet Chemdog og Super Skunk. Sure Diesel har en jordagtig aroma og tilskrives at have euforiske, stress- og smertelindrende egenskaber. Oprindeligt udviklet i 1990 til brug i løbet af dagen.

Super Lemon Haze: blev oprindeligt avlet fra Holland i slutningen af 1990'erne. Super Lemon Haze er en prisbelønnet cannabissort, der er blevet anerkendt som to gange Amsterdam High Times Cannabis Cup-vinder, Medical Cannabis Cup og Spannabis Cup-vinder.

På grund af den manglende regulering omkring sortnavne er der ingen garanti for, at én producents Sour Diesel faktisk er den samme som en anden producents Sour Diesel. Dette betyder, at forbrugerne ikke kan garanteres den samme eller lignende kemiske profil som den, der blev købt den foregående måned eller hos en anden producent. En undersøgelse fra 2013 analyserede over 1.500 cannabisprøver fra en række californiske dyrkere. Der blev undersøgt cannabinoid- og terpenindhold i blomster solgt som Sour Diesel, Jack Herer, OG Kush og Trainwreck. Prøverne i undersøgelsen viste imidlertid, at alle sorter afslørede store uoverensstemmelser i deres kemiske indhold.

Brug af sortnavne til at skelne en type cannabis fra en anden type giver mening. I betragtning af at cannabisplanter kan have meget forskellige kemiske profiler i forhold til cannabinoid- og terpenindhold, ønsker forbrugerne at identificere de forskellige med et navn. Der er derfor et stort behov for snarest muligt at få klassificeret cannabissorter på en nemmere og mere overskuelig måde.

Aktivstoffer i cannabis

Ved hjælp af evolution har planter gennem tiden udviklet evnen til at producere en lang række kemikalier til at forsvare sig selv. Aktivstoffer som cannabinoider, terpener og flavonoider er grupper af ekstremt differentierede molekyler, der hjælper cannabisplanten til at tilpasse sit miljø. I øjeblikket er dyrebare stoffer til farmaceutiske, kosmetiske, agro-fødevarer og finkemiske industrier netop repræsenteret af cannabisplantens aktive molekyler.

Biosyntese er en betegnelse for opbygning af biokemiske forbindelser i levende organismer, hvilket formidles af enzymer. Biosyntese er energikrævende for cellerne. Ved biosyntese dannes generelt store molekyler fra små molekyler, f.eks. proteiner fra aminosyrer og glykogen fra glukose. I cannabisplantens trikomer dannes aktivstofferne terpener, cannabinoider og flavonoider i hver deres biosyntesevej.

Udover aktivstoffer som cannabinoider, terpener og flavonoider indeholder cannabisplanten også molekyler såsom klorofyl, voks, pigmenter, pektin, sukker, lignin, stivelse, cellulose mm. Der findes ca. 500 forskellige kemiske forbindelser i cannabisplanten.

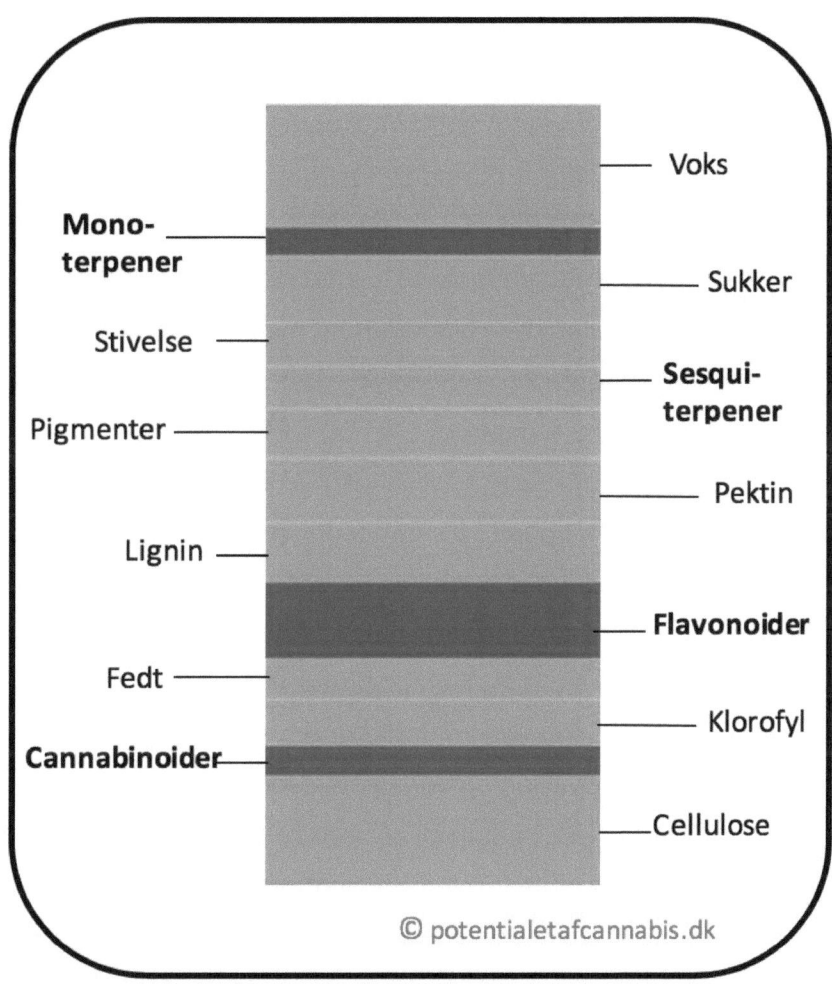

Figur 3: Fuld spektrum af indholdstoffer i cannabisplanten angivet i omtrentlig vægtet fordeling af 100 procent fra udvalgt molekylesammensætning

Cannabinoider

Cannabinoider, også omtalt phytocannabinoider, er aktive ind-
holdsstoffer, der findes naturligt i cannabisplanten. Cannabinoi-
der er først og i størst mængde fundet i cannabis, men findes
endvidere i arter fra Radula- og Helichrysumslægten, den farma-
ceutiske plante Ruta graveolens L., ofte i Brassica-grøntsager og
som endocannabinoider i blandt andet mennesker. Betegnelsen
cannabinoider henfører til molekyler, der påvirker det endocan-
nabinoide systems receptorer CB1 og CB2.

Cannabinoider produceres ved hjælp af enzymer i en biosynte-
tisk vej i cannabis opdelt i tre trin: fedtsyrebiosyntesen, MEP-bi-
osyntesen og cannabinoidbiosyntesen. Fedtsyrebiosyntesen
producerer i ved hjælp af enzymerne AAE1, TKS og OAC pro-
duktet olivetolic acid (OA) fra substraterne hexanoyl-CoA og 3 x
malonyl-CoA. MEP-vejen kontrollerer produktionen af isoprenoi-
der involveret i udvikling og vedligeholdelse af mange funktioner
i cellen. MEP-vejen består af en masse trin, der blandt andet
danner molekylet geranylpyrophosphate (GPP) ved hjælp af en-
zymer som geranylpyrophosphat synthase GPPS. Cannabi-
gerolic acid synthase (CBGAS), også kendt som en aromatisk
prenyltransferase, et enzym, der katalyserer kulstof prenylerin-
gen af OA med GPP til dannelse af cannabigerolic acid (CBGA).
Den centrale forløber for cannabinoidbiosyntesen er kendt for at
være CBGA, da molekylet fører til THCA, CBDA, CBCA

afhængigt af hvilket enzym, der aktiveres. THCA, CBDA, CBCA, der findes naturligt i cannabisplanten, kan spontant decarboxy-lere til de neutrale former Δ9-THC, CBD, CBC og CBN. Decar-boxylering er en fraspaltning af syregruppen (-COOH), der sker under opvarmning.

Kemiske undersøgelser af cannabis har afsløret, at i alt 120 for-skellige cannabinoider er blevet isoleret og beskrevet, skønt nogle af disse er nedbrydningsprodukter fra andre cannabino-ider. Længe har der kun været fokus på de to cannabinoider Δ9-THC og CBD, men nyere forskning sætter lys på andre cannabi-noider. De 120 cannabinoider er grupperet i 11 generelle under-klasser:

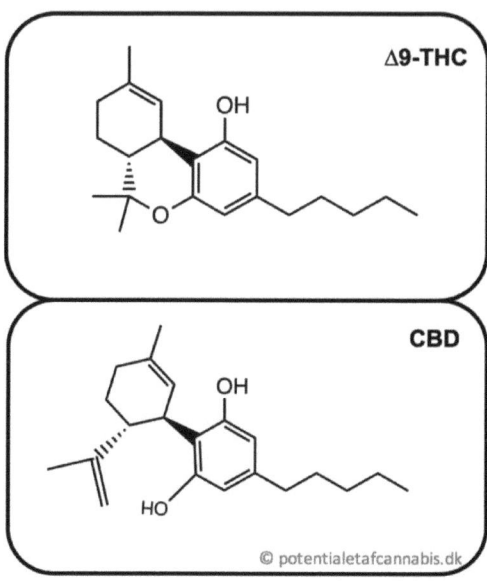

Δ9-THC,

Δ8-THC,

CBG,

CBC,

CBD,

CBND,

CBE,

CBL,

CBN,

CBT

og diverse typer.

Figur 5: Molekylære strukturer af Δ9-THC og CBD

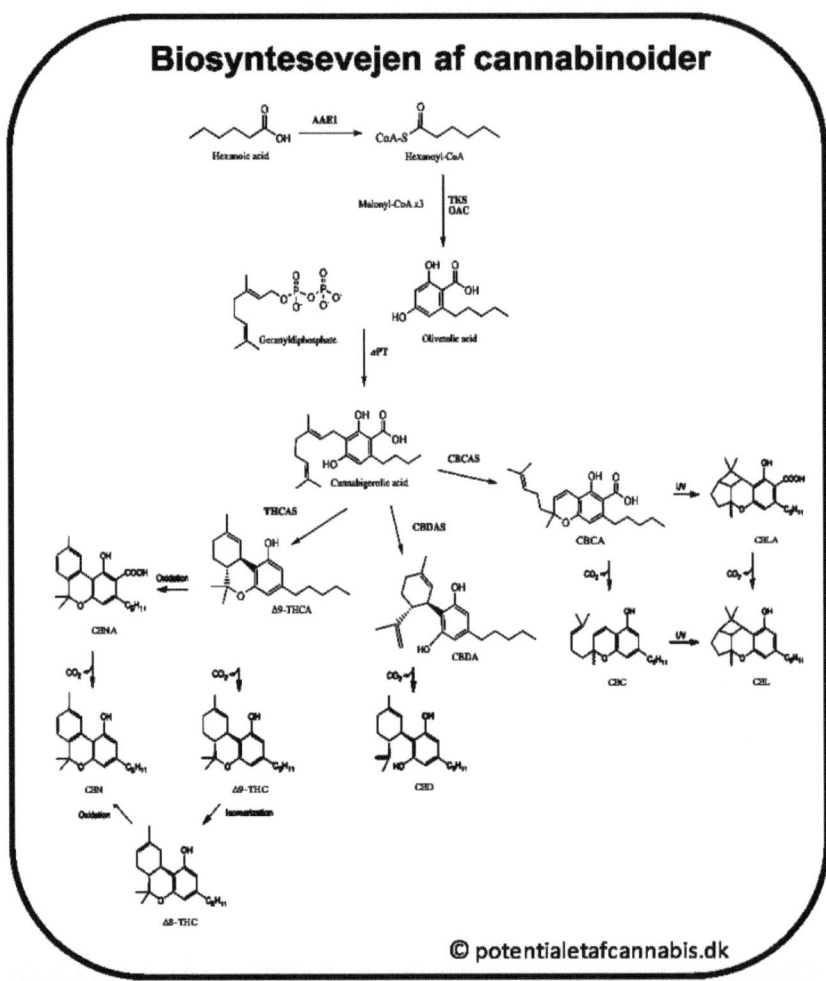

Figur 4: Gennem mange enzymatiske trin i biosyntesevejen dannes cannabi-noider

Terpener

Sammensætningen af terpener i cannabis varierer væsentligt på grund af genetiske, miljømæssige og udviklingsmæssige faktorer. Koncentrationer og forhold mellem cannabinoider er relativt forudsigelige for forskellige sorter, men terpenprofiler er ofte ukendte eller uforudsigelige. For at udvælge samt forbedre cannabissorter med ønskelige terpenprofiler er det nødvendigt at identificere gener, der er ansvarlige for terpenbiosyntesen.

Terpener udskilles i de samme kirtler, der producerer cannabinoider som THC og CBD. Terpener er aromatiske olier, der giver cannabissorter karakteristiske smage som citrus, bær, mynte, fyrretræ mm. I modsætning til andre stærkt lugtende planter og blomster begyndte udviklingen af terpener i cannabis til adaptive formål: at afvise rovdyr og lokke insekter til der kan bestøve planten. Der er mange faktorer, der påvirker en plantes udvikling af terpener, herunder klima, vejr, alder og modning, gødning, jordtype og endda tidspunktet på dagen.

De aktive terpener dannes ved hjælp af terpenbiosyntesen. Analyse af cannabissorten Finola afslørede ni enzymer (terpensynthaser) og blev identificeret i underfamilierne TPS-a og TPS-b. Funktionelle karakteriseringer af terpenerne definerede to overordnede grupper af terpener: mono- og sesquiterpener, herunder vigtige forbindelser såsom myrcen, limonen, pinen, caryophyllene og humulen.

31

Over 100 forskellige terpener er identificeret i cannabisplanten, og hver stamme har en unik terpentype og sammensætning. Mange laboratorier tester nu terpenindhold, så patienter og forbrugere kan opnå en bedre idé om, hvilke effekter en cannabissort kan have. Nogle terpener er mere almindelige end andre, og nogle synes i gennemsnit at være i højere overflod. For eksempel er de fleste kommercielle cannabissorter myrcendominerende, hvilket betyder, at den mest besiddende terpen i deres kemiske spektrum er myrcen. Du kan også finde sorter, der er dominerende i caryophyllene, limonene, terpinolene og i sjældne tilfælde pinen.

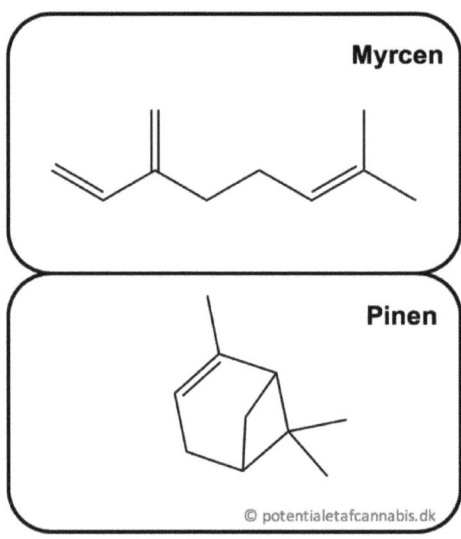

Figur 6: Molekylære strukturer af pinen og myrcen

32

Flavonoider

Flavonoider er forbindelser, der almindeligvis er gullige pigmenter, hvorefter de er navngivet fra den latinske "flavus", der betyder gul. Der er mere end 6.000 forskellige typer flavonoider identificeret, og disse er imidlertid ikke begrænset til farven gul, men kan ses i mange forskellige varianter af blå, rød, brun mm. Disse flavonoider grupperes normalt i 12 separate kategorier. De mest velkendte er anthocyanidiner, flavonoler, flavan-3-oler, flavoner, flavanoner og isoflavoner.

Flavonoid biosyntese følger den metabolske vej med fenylpropan, hvor cumaril-SCoA dannes fra aminosyren kendt som phenylalanin, som sammen med malonil-CoA danner en gruppe af stoffer kendt som chalconer. Disse calconer danner rygraden i hver flavonoid biosyntese. Reaktionen katalyseres af et enzymet, der hører til familien af polyketidsynthaser (PKS).

Flavonoider dækker en lang række funktioner i planter, selvom de hovedsageligt fungerer som gule pigmenter i kronblade og blade for at tiltrække bestøvende insekter. De kan også forekomme som blålige pigmenter (anthocyaniner) for at modtage bestemte bølgelængder af lys. På cellulært niveau fungerer flavonoider som regulatorer for cellulær cyklus. Nogle af dem er syntetiseret i plantens rødder og har afgørende roller i etablering af symbiotiske svampe, mens de samtidig bekæmper infektioner forårsaget af patogene svampe. Flavonoider er vidt distribueret over hele planteriget og leverer pigment til frugt og grøntsager. De giver mange sunde fordele, herunder fungerer som en antioxidant. Når ernæringseksperter råder dig til at spise efter farve, er det den række flavonoider, de ønsker, at du skal indtage.

Vi kan finde forskellige typer flavonoider i cannabisplanten; cannflavin A, cannflavin B, cannflavin C, vitexin, isovitexin, apigenin, kaempferol, quercetin, luteolin og orientin. Cannflavin A, B og C findes udelukkende i cannabisplanten og omtales derfor som cannflaviner, der er prenylerede flavoner. Det samlede indhold af flavonoider i cannabisblade og -blomster kan nå 2,5% af dets tørvægt, hvoraf de fleste af disse forbindelser er opløselige i vand. Der er behov for flere studier omkring de kemiske sammensætninger af flavonoider i cannabis herunder cannflavins, da der i dag primært har været fokus på cannabinoider og i nyere tider terpener.

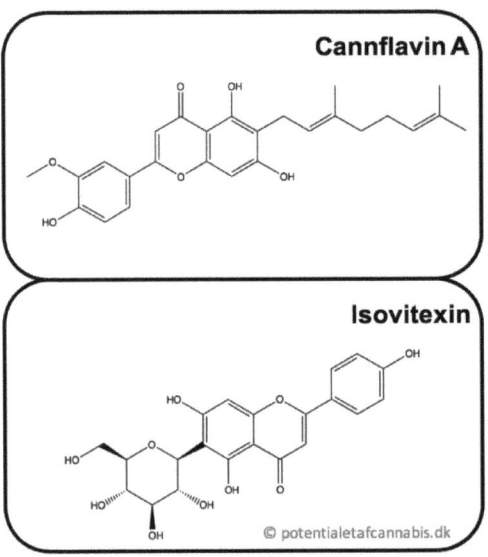

Figur 7: Molekylære strukturer af cannflavin A og isovitexin

34

Kapitel 2
Fremstilling af cannabis aktivstoffer

Fremstilling af cannabis aktivstoffer

Inden tilgængeligheden af konventionel medicin, var planter gennem historien den eneste eksisterende type lægemidler, der blev brugt til behandling af medicinske tilstande. Cannabisplanten, der producerer cannabinoider og andre aktivstoffer, har gennem mange år været fremstillet som ekstrakter til at kurere flere forskellige sygdomme.

Produktion af cannabisaktivstoffer uden dyrkning af cannabisplanten kan være af interesse for farmaceutiske virksomheder, der ønsker at tilføje cannabinoider, terpener eller flavonoider til deres produkter i fremtiden. Ved at ændre i generne fra gær har forskere fundet en måde at fremstille de aktive ingredienser fra cannabisplanten. Manipulerede mikroorganismer har vist at producere THC, CBD samt sjældnere og mindre undersøgte cannabinoider.

Den klareste ulempe ved at indtage cannabinoider dannet gennem biosyntesen af gær er, at de forbruges isoleret snarere end under forhold, der forstærker entourage-effekten. Nogle forskere mener, at cannabisprodukter fra hele planten giver de bedste resultater på grund af måden aktivstofferne i planten som cannabinoider og terpener interagerer med hinanden. Deres synergi kan skabe positive effekter, som er umulige at opnå, når forbindelserne adskilles fra hinanden.

Cannabinoider isoleret gennem biosyntese er naturlige. De er faktiske cannabinoider snarere end syntetiserede kemikalier som Spice og K2. De kan være mere potente end naturlige cannabinoider og kan produceres i større mængder, end hvad planten kan danne. Endelig kan bioteknologisk fremstilling være et bæredygtigt alternativ, da det ikke kræver massive, energi- og vandintensive dyrkningsfaciliteter for at udvinde aktivstofferne. Der findes større bevismateriale, der støtter brugen af cannabis fra hele planten til medicinsk formål, end der er forskning, der godkender cannabinoider biosyntetiseret i gær. Hvorvidt det ene er bedre end det andet, kan endnu ikke konkluderes, men de spørgsmål og svar, der præsenteres af bioteknologien, er et fascinerende tillæg til cannabisindustrien, som den er i dag.

Traditionel fremstilling

Mennesker over alt i verden har gennem tusinder af år dyrket og raffineret cannabisplanten. Mange metoder er overordnet de samme den dag i dag, men med hjælp fra teknologi benyttes nu mere fordelagtige og avancerede metoder, der resulterer i standardiserede produkter med høje niveauer af aktivstoffer. Traditionel fremstilling består af dyrkning af planten, der enten kan foregå indendørs eller udendørs. Derudover findes der teknikker til at udvinde aktivstofferne i højere koncentration, end hvad findes i planten. Dette kan gøres med eller uden hjælp fra solventer.

Dyrkning

Cannabinoider, terpener og flavonoider produceres sædvanligvis i stilkede trikomer på hunblomster af cannabis og er fundet i en lav mængde i andre dele af planterne, herunder blade, rødder og stængler.

  Koncentrationen og mængden af aktivstoffer ændrer sig alt efter vævstype, alder, vækstbetingelser, høsttid og opbevaringsbetingelser. Tidligere undersøgelser har vist, at indholdet af aktivstoffer varierer meget mellem forskellige cannabispræparater.

Disse variationer afhænger af en række faktorer:

Dele af planten brugt
- Faldende THC styrke: blomster, blade, stængler, frø

Dyrkningsteknikker
- Hunplanter isoleret giver ingen frø
- Udendørs kontra indendørsdyrkning

Genetiske faktorer

Normalt dyrkes cannabisplanter udendørs fra frø eller stiklinger, og livscyklussen er afsluttet inden for 4-6 måneder, afhængigt af dyrkningstidspunktet og typen af cannabis, der dyrkes. Planterne kan variere op til 5 meter i højden. Den reproduktive fase af cannabis begynder, når planterne udsættes for korte dagslængder (12-14 timer eller mindre, afhængigt af genetisk oprindelse). Dyrkning udendørs er en metode, der oftest anvendes til dyrkning af cannabis til industrielt brug til hampefibre eller cannabisfrø med mindre end 0.2% THC, og metoden må ikke bruges til produktion af medicinsk cannabis i Danmark.

Indendørsdyrkningsmetode er en avlsteknik, der bruges til at øge den cannabinoide koncentration, undgå uønskede hanplanter og kontrollere alle tekniske parametre. Den komplette vækstcyklus (6–8 uger), kvalitet og mængde af biomasse kan reguleres under kontrollerede miljøforhold, hvilket kræver et effektivt hydroponisk system til at levere næringsstoffer og ilt for at hjælpe planternes vækst. Indendørs dyrkning har brug for kunstigt lys og komprimeret CO_2 for at regulere fotosyntesen og for at kontrollere blomster- og plantebiomasse.

Forarbejdning

Når cannabisplanterne er færdigdyrket og høstet, skal de forarbejdes inden de kan sælges som medicin. Efter høst skal cannabisblomsterne tørres, enten ved at de enkelte blomster frigøres fra planten, lægges i bakker og stilles til tørring, eller ved at hele planter frigøres for blade og hænges på liner til tørring. Blomsterne tørres over en uge ved stuetemperatur i rum med ventilation, temperatur- og fugtstyring.

Efter tørring skal blomsten trimmes fri for de mindre fanblade i blomsten. Dette kan enten gøres ved trimning i hånden eller maskinelt. Efter tørring og trimning kan cannabisblomsten enten markedsføres som cannabisblomst til fremstilling af medicinsk te eller til inhalation, eller forarbejdes yderligere til cannabisolie.

Ved videre forarbejdning som ekstraktion og isolering, skal det bemærkes at flere producenter vælger at benytte frisk afklippet cannabis, hvor tørring endnu ikke har fundet sted. For at undgå forrådnelse og tab af aktivstoffer, er det fordelagtigt at nedfryse planterne hurtigst muligt efter høst, hvis et ønske er at benytte cannabis friskt.

Ekstraktion og isolering

Som alle planter producerer cannabis æteriske olier, hvori vi finder cannabinoider, terpener, flavonoider mm. Denne essentielle olie kan imidlertid ikke blot opløses som en urtete med varmt vand. Olie og vand blandes trods alt ikke.

Et solvent (opløsningsmiddel) kan hjælpe til at adskille olien fra plantestof. Dette solvent giver producenter mulighed for at koncentrere alle aktivstofferne. Flere almindelige former for plante-ekstraktion produceres ved solventfri teknik, men anvendelsen af solventer eller gas giver et højere udbytte og mere koncentreret indhold af de forskellige aktivstoffer. Da mange mennesker i dag har sat sig ind i plantens to cannabinoider THC og CBD, er det også primært disse, der er fokus på, når produkterne fremstilles. Der er et stigende behov for høj THC-styrke i både tørrede blomster eller ekstraherede produkter fra cannabis.

Et isolat består af 99 - 100% rene cannabinoider og tilføres hovedsageligt i andre produkter. Markedet for cannabis har ændret sig over hele verden mod et stigende niveau af THC-indhold, og en nylig undersøgelse viser, at THC-koncentrationer i tørrede blomster i dag ligger op til 25%. For at opnå de højeste koncentrationer af cannabinoider i cannabisprodukterne bruges ofte metoder med solventer såsom ethanolekstraktion, CO_2-ekstraktion og butanekstraktion. Grundlæggende teknikker uden brug af solventer til fremstilling af cannabis og ekstraktion af cannabinoider findes i metoder som kiefekstraktion, hashekstraktion og rosin-ekstraktion.

Ethanol: Producerer cannabisolie efter kort gennemvædning i solventet. Plantematerialet fjernes derefter, væsken filtreres, og alkoholen fjernes med en fordamper. Ethanol opløser udover aktivstofferne også vandopløselige molekyler som klorofyl, hvilket giver en ugunstig, bitter smag. Yderligere filtrering fjerner ofte terpenerne og endda nogle cannabinoider, så det påstås, at det er bedre at lade klorofyl forblive i første omgang. Som et resultat har enkle ethanolekstraktion ofte en mørkere grøn farve og mere en bitter smag. Professionelt udstyr gør det imidlertid muligt at rense ethanolkoncentraterne yderligere.

Generelt er ethanol i stand til at ekstrahere et bredere spektrum (flere forskellige) aktivstoffer end andre solventer. Dette betyder, at en ethanolbaseret ekstraktion vil have en større næringstæthed sammenlignet med andre ekstraktioner.

Ethanol bruges også ofte i andre ekstraktionsmetoder. Ved afslutningen af en butan- eller CO2-cyklus kan man "winterize" (fryse) produktet og derved trække uønsket voks ud. Voks i et cannabisprodukt vil give en uklar, fed olie. Ved at nedfryse oliekoncentratet bliver voksen adskilt fra resten af slutproduktet, resulterende i et klart, tyndtflydende, gult- eller ravfarvet olieprodukt

Flydende CO_2: Fjerner komponenter fra cannabis med kuldioxid. Udstyrets omkostninger til denne metode er meget højere end ekstraktion med alkohol, men producerer højere udbytter ved at justere specifikke parametre som temperatur, tryk og/eller driftstid. Hvis der forbliver CO_2 i et ekstrakt efter processen, vil det fordampe, hvorimod ethanol skal fordampes gennem høje temperaturer.

Ekstraktioner foretaget med CO_2 har en tendens til at være lys til mørk ravfarve og have en honninglignende konsistens. Mens ethanol har en tendens til let at opløse både vandopløselige og fedtopløselige molekyler, lykkes det ikke med CO_2 at ekstrahere høje niveauer af de fordelagtige terpener og flavonoider. Derfor bruges ofte ethanol under processen til at opfange disse kemikalier. Faktisk beviste et forskningsstudie i 2018, at CO_2-ekstraktion drastisk ændrede den naturligt forekommende kemiske sammensætning i cannabisplanten. I den tørrede blomst eliminerer CO_2-ekstraktionen mange af de sofistikerede smags- og aromamolekyler, der giver nuance til de oplevelsesmæssige virkninger af forskellige cannabissorter. Derfor tilsættes blandt andet terpener ofte efter ekstraktionsprocessen.

Butan eller propan: Giver et klart materiale, der indeholder høje koncentrationer af cannabinoider og terpener, men butan forbrænder let i sin gasfase, og den anvendte temperatur må derfor styres omhyggeligt på grund af stor risiko for gaseksplosion.

Det er nødvendigt med tredjepart analytisk test for at bekræfte fuldstændigt fjernelse af solvent grundet dets høje toksicitet. Faren ved butan gør denne metode til et mindre ønskeligt valg, især for patienter, der bruger cannabisprodukter til medicinsk formål. På trods af den høje giftighed ved butan er fremstillingsmetoder til produkterne voks (wax/budder) og absolute (shatter) meget populære blandt rekreationelle brugere af cannabis i USA og Canada.

Kief: Små, klistrede krystaller, der dækker cannabisblomsterne. Kief findes specifikt på toppen af de stilkede trikomer. Kigger man på trikomer i forstørrelsesglas, ligner de en svamp med en stilk og et knoldformet hoved på toppen. Kief refererer til hovedet uden stilken.

Ekstraktionsmetoden er meget simpelt og økonomisk håndterbar at opsætte. Separerede blomster af cannabis forarbejdes ved formaling og sigtning gennem en sigte. Trikomer adskilles og forekommer som et pulver, der kan tilsættes cannabispræparater (styrkeforstærkning) eller konsumeres alene som et selvstændigt produkt.

Hash: Også kendt som hashish, er et potent cannabisekstrakt, der har været brugt i århundreder i hele Asien, den arabiske verden og Indien. Hash fremstilles ved at adskille trikomer fra plantematerialet. Der er forskellige udgangsmetoder at vælge som kiefekstraktion (se ovenfor) eller brug af flydende solventer. Højkvalitets kief kan presses til en blok eller kugle ved hjælp af en pollenpresser eller fingrene. En anden metode til at producere hash er let opvarmning af kief, mens der påføres tryk. Denne teknik skaber et hashprodukt med en bedre holdbarhed. Andre metoder inkluderer anvendelse af solventer som isvand, butan eller ethanol. Når solventer bruges til at fremstille hash, skal der udvises stor omhu under tørringsfasen, så ingen mug eller bakterier forurener hashkoncentratet.

Rosin: Henviser til en ekstraktionsproces, der bruger en kombination af høj varme og tryk til næsten øjeblikkeligt at drive olie ud af det oprindelige plantemateriale. Denne metode er utroligt alsidig, idet der enten kan benyttes cannabisblomster som udgangsprodukt, eller muligheden for at rense hash og kief til en fuldsmeltet hasholie. Resultatet er et klart, honningfarvet og ofte "karamelliseret" produkt.

Isolat: Isolering af aktivstofferne er en proces, der udføres ved hjælp af den ekstraherede cannabiskoncentrat (ethanol, butan, CO_2 mm.). Isolerede cannabinoider eller terpener er produktet af meget sofistikeret destillation. Cannabiskoncentrat ledes gennem et fraktioneret destillationssæt. Denne enhed gør det muligt for alle de forskellige molekyler af cannabis at blive opdelt og fraspaltet.

Hvert aktivstof fordamper ved en specifik temperatur, og ved hjælp af fraktioneret destillation kan hvert aktivstof destilleres separat og opsamles. Når isolatet er færdigt, vil produktet være et hvidt, krystalliseret pulver, der består af op til 99,97% rene cannabinoider, terpener eller hvilket komponent, der ønskes fremstillet.

Bioteknologisk fremstilling

Væksten i den globale befolkning, opblomstring af industrialise-
ring i udviklingslande, global opvarmning, stigende energiefter-
spørgsel og vandbegrænsninger, er nogle af de største udfor-
dringer, som menneskeheden står over for i dag. Dette skubber
samfundet hen imod brugen af alternative og mere bæredygtige
produktionskilder, mindsker vores afhængighed af fossile
brændstoffer og minimerer påvirkningen på miljøet. Syntesebio-
logi er blevet brugt i mange år med fremskridt inden for moleky-
lærbiologi, systembiologi og bioteknologi. Det globale marked for
produkter, der stammer fra syntesebiologi, er værd adskillige mil-
liarder dollars, hovedsageligt skubbet af medicinalvarer, diagno-
stiske værktøjer, kemikalier og biobrændstoffer.

En ordentlig værtsart og konstrueret biosyntesevej med aktive
enzymer vil producere cannabinoider i samme kvalitet som can-
nabisplanten. Valg af en værtsorganisme, der er egnet til at pro-
ducere cannabinoider, har brug for generelle overvejelser med
hensyn til sorter, genetisk information og tilgængelighed af ge-
netiske tilgange og molekylærbiologiske værktøjer. Planteværts-
organismer, såsom tobaksplanten, er nyttige til kortvarigt at ud-
trykke enzymer. Imidlertid forbliver genetisk manipulation af plan-
ter oftest modelplanter, da metoden er upraktisk og langsom
sammenlignet med mikroorganismer. Værtsorganismer som gær

har en række velkendte værktøjer til genetisk manipulation, dyrkes let, har en række forskellige udviklede stammer præsenteret, og opskalering kan let foretages. Bakterien Streptomyces bruges regelmæssigt til produktion af antibiotika, bakterien Corynebacterium glutamicum producerer generelt aminosyrer, og gæren Yarrowia lipolytica bruges ofte, når lipider skal fremstilles. Produktionen af naturlige plantestoffer i en mikrobiel vært er dog mest konstrueret i Escherichia coli eller Saccharomyces cerevisiae.

På trods af de mange fremskridt inden for bioteknologien er det stadig udfordrende at opskalere et "proof-of-princip" forsøg til industriel produktion. Udviklingen af nye cellefabrikker, der opfylder de økonomiske krav til produktion i industriel skala, er en lang og kostbar proces, der normalt kræver 6-8 år og over 50 millioner dollars i investeringer. Der er derfor behov for en bedre forståelse af, hvordan metabolisme reguleres i kombination med nye teknologier, for at forkorte tiden til produktudvikling og reducere omkostningerne.

Plantesystem

Produktion af aktivstoffer ved hjælp af heterologe planter er en teknik, der er brugt i århundreder. Forståelsen af hvordan og hvilke produkter, der effektivt kan produceres i planter, har hurtigt ændret sig over tid. I dag er genetisk transformation ved anvendelse af bakterien Agrobacterium tumefaciens en foretrukken metode til proteinproduktion med højt niveau. De ønskede gener fra cannabis, bæres af bakterierne og ved fysisk- eller vakuuminfiltrering, leveres i de ekstracellulære bladrum i den ønskede planteværT ofte tobaksplante (Nicotiana benthamiana). Denne proces er kendt som agroinfiltrering. Agroinfiltrationsteknikken blev konstrueret i 2005, og forskere konkluderede, at metoden var egnet til at producere cannabinoider. Produktionsudbytte af cannabinoider samt andre aktivstoffer skal undersøges nærmere for at konkludere mere om denne teknologi, da meget lidt information er tilgængelig.

Brugen af tobaksplantens rødder, har også vist sig at være en metode til at producere aktivstoffer som cannabinoider, men på lige fod med agroinfiltrering skal denne metode også studeres yderligere for at kunne benyttes til effektiv produktionsteknik.

Gærsystem

Indsættelse af gener fra cannabis i gær har bevist at fremstille cannabinoider som THCA, CBDA, CBCA mm. Gærstammen Komagataella phaffii resulterede THCA niveauer på 3,05 g THCA per L hver 8. time.

Gæren Saccharomyces cerevisiae er blevet brugt i årtier som en modelorganisme til produktion af metabolitter på en kommerciel og bæredygtig måde, såsom biobrændstoffer, kemikalier, farmaceutiske stoffer og ernæringsmæssige ingredienser. Gæren er velegnet til industriel produktion på grund af dens robusthed og tolerance over for hårde fermenteringsbetingelser, såsom lav pH og høj sukker- og ethanolkoncentration. I 2019 beviste forskere, at sukker kan omdannes til THCA, CBDA og andre cannabinoider i gæren Komagataella phaffii. Tilsætning med forskellige fedtsyrer til de konstruerede gærstammer gav forskellige cannabinoidvariationer med modifikationer i den del af molekylet, der er kendt for at ændre receptorbindingsaffinitet og styrke. De formåede at producere 8,0 mg THCA per L hver time. Undersøgelsen demonstrerede, at teknikken kunne suppleres med simpel syntetisk biokemi til yderligere at medvirke til produktion af naturlige og unaturlige cannabinoider.

Den danske biotech virksomhed Octarine Bio, investerer på nuværende tidspunkt mange millioner kroner i at udvikle og opskalere fermenteringstanke til dyrkning af gær der producerer cannabinoider.

Bakteriesystem

Et firma, Farmako, har lykkedes genetisk at konstruere en bakteriestamme ved navn Zynonomis cannabinoidis. Bakterien producerer cannabinoider fra sukker i fermenteringstanke, hvilket giver en kontinuerlig fremstilling af THC og CBD. Med en produktionsrunde blev der fremstillet 4,5 kg THC per g bakterier. En produktionsrunde kunne køre uden afbrydelse i 900 timer, hvilket gjorde det til den hurtigste og mest effektive bioteknologiske metode til fremstilling af cannabinoider i mikroorganismer til dato. Ikke desto mindre skal dette enkeltstående udførte forsøg af Z. cannabinoidis gentages for at bekræfte evnen til at producere cannabinoider eller andre aktivstoffer fra cannabis i værtsorganismen.

Bæredygtig fremstilling

Mens cannabisplanten har skabt nye terapier og en hel industri, har den ikke gjort det uden en betydelig omkostning for miljøet. Den energi, der kræves til traditionel produktion, kan koste mange milliarder kroner om året. For at male et klart billede er der ikke nogen signifikant forskel i kulstofudledning mellem produktionen af 1 kg cannabis og 3 millioner biler.

Energi er ikke det eneste affaldsområde i cannabisindustrien. Både indendørs og udendørs dyrkning har ekstreme krav til vand. Forskning viser, at hver plante bruger 3,7 liter vand om dagen. En samlet produktion i drivhus af planter havde et vandbehov svarende til mere end 160 svømmebassiner i olympisk størrelse dagligt. Dette har medført til juridiske handlinger, der begrænser vandforbruget i Californien, og det er sandsynligt, at andre stater og lande implementerer bæredygtighedslove for at regulere cannabisproduktion.

Biosyntese giver forskere mulighed for at skabe nøjagtigt de cannabinoider, de ønsker, på en langt mere bæredygtig måde. For forbrugeren er fordelene aktivstoffer af høj kvalitet til lave omkostninger, da man opnår nøjagtigt de ønskede effekter af produktion i gær, som man gør, hvis de er produceret i cannabisplanten. Biosyntese i gær giver forskere mulighed for at skabe cannabinoider, terpener eller flavonoider, som er ekstremt vanskelige at studere på grund af deres små mængder i canna-bisplanter. Endnu mere interessant er cannabinoider produceret i gær, der ikke findes normal i cannabis. Muligheden for nye behandlingsformer baseret på nye cannabinoider med de sjældne, der næsten er umulige at få fra planten, eller de unaturlige, der er umulige at få fra planten, virker lovende for fremtiden. Ud over større styrke behøver producenter og forbrugere ikke at bekymre sig om forurening fra andre cannabinoider. Hvis en producent f.eks. ønsker at oprette et CBD-produkt, kan de være sikre på, at biosyntesen kun leverer CBD.

Den aktuelle pris på syntese af cannabinoider er DKK 200.000-400.000 per Kg. Prisen for at fremstille dem i gær er estimeret til DKK 2200 per Kg. Produktion af cannabinoider ved hjælp af gær koster derudover kun 10% sammenlignet med at dyrke cannabis i et drivhus.

Miljøbyrden ved at producere cannabis ved hjælp af traditionelle dyrkningsmetoder er for høj, hvis der skal produceres nok aktivstoffer til den voksende efterspørgsel. Det ville være en stor fejl fra industriens side ikke at overveje alternativer. Et stort gennembrud for cannabisbaserede virksomheder vil være at undersøge innovative, økologisk sikre og omkostningseffektive metoder, der vil gavne samfundets bæredygtige udvikling og økonomi.

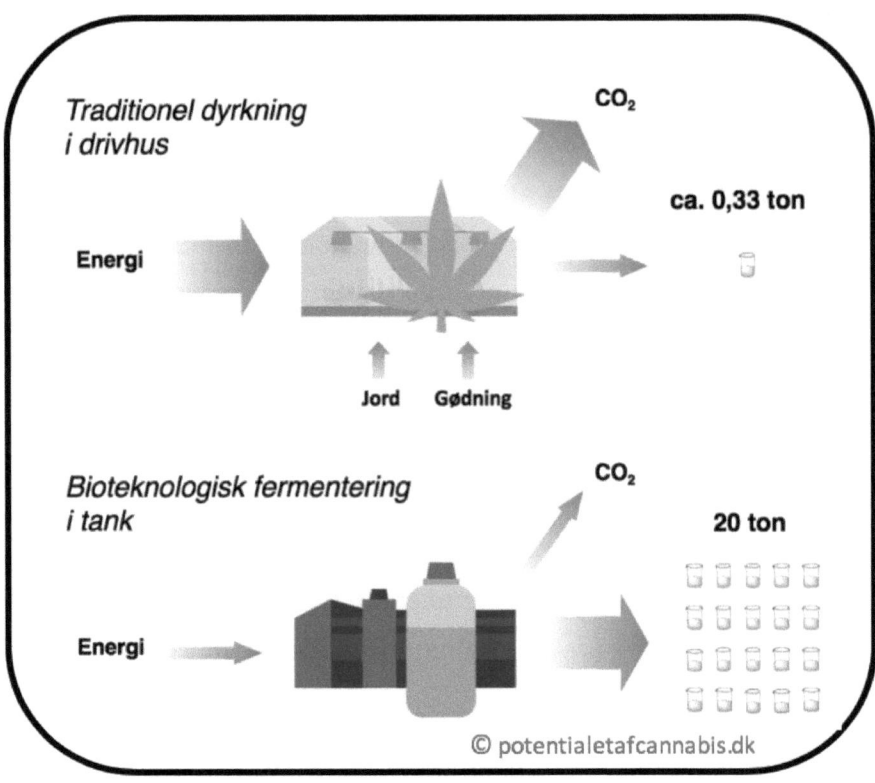

Figur 8: Bærerdygtig fremstilling af cannabinoider set i forhold til ressourcefor-brug og produktionsudbytte

Kapitel 3
Cannabis til mange formål

Cannabis til mange formål

De fleste er i dag vidende om cannabisplantens mulige virkninger som eufori. Derudover belyser flere og flere forskningsstudier, hvordan planten kan bruges til at erstatte nogle lægemidler. Mulighederne for cannabis er dog i sin enkelthed ikke begrænset til rekreativ og medicinsk brug. Cannabis er en af de mest udbytterige planter på Jorden med anslået 50.000 kommercielle anvendelser. I tusinder af år har mennesker brugt dele af cannabisplanten til mad, tekstiler, papir, stof og fyringsolie.

I dag har moderne forarbejdningsteknologier gjort det muligt at skabe alternativer til benzin, plast, medicin mm. Cannabis er en vedvarende ressource, der kan produceres indenlands. Den vokser hurtigt, modstår naturligt plantesygdomme, trives i de fleste klimaer og beriger jorden, den vokser i.

Cannabis opdeles ofte I fire grupper, hvoraf syntetisk cannabis kan omtales som værende en femte gruppe, men i dette tilfælde er underlagt de andre kategorier.

Farmaceutisk

- Produkter med isolerede rene aktivstoffer udvundet syntetisk, bioteknologisk eller vha. planteekstraktion
- Olie, tinktur, tabletter, kapsler, mundhulespray mm.
- Produkterne har ofte været igennem flere kliniske forsøg
- Sælges som medicin gennem læger og apoteker
- Alle produkter er analyseret og standardiseret

Medicinsk

- Plantebaserede produkter udvundet fra cannabisplanten
- Tørret blomst, olie, tinktur, tabletter, kapsler mm.
- Produkterne har ikke været igennem kliniske forsøg – vil indgå i den danske forsøgsordning
- Sælges som medicin gennem læger og apoteker
- Alle produkter er analyseret og standardiseret
- Fastsatte krav til dyrkning (GCAP) af cannabis og fremstilling (GMP) af cannabisprodukter

Rekreationel

- Plantebaserede produkter udvundet fra cannabisplanten eller produkter fremstillet syntetisk / bioteknologisk
- Tørret blomst, olie, tinktur, hash, voks mm.
- Produkterne har oftest ikke været igennem kliniske forsøg
- Sælges til euforiserende formål på internettet, sortmarkedet, cannabisshops, privat mm.
- Produkter er standardiserede og analyserede i lande hvor planten er legaliseret – en sjældenhed ved produkter solgt på det sorte marked

Industiel (Hamp)

- Plantebaserede produkter udvundet fra cannabisplanten eller produkter fremstillet syntetisk / bioteknologisk
- Produkter med 0.2% eller mindre THC
  - CBD-produkter: olier, tinkturer, mad mm
  - Forbrugsvarer: papir, tekstiler, bioplast, brændstof mm.
- Produkterne har oftest ikke været igennem kliniske forsøg
- Sælges til formål som velvære (CBD) eller dagligvarer (forbrugsvarer) på internettet, i butikker, privat mm.
- Produkter er ikke altid standardiserede og analyserede

© potentialetafcannabis.dk

Figur 9: Gruppering af formål for cannabisanvendelser

Produkt	Styrke (THC+CBD)	Pakning	Pris i DKK
Farmaceutisk cannabis			
Sativex	27+25 mg/ml	3x10 ml spray	3.456,15
Magistrelt	0+10 mg/ml	100 ml olie	993,72
	25+0 mg/ml	10 ml olie	1.467,00
Marinol*	2,5+0 mg/enh	60 stk kapsler	3.500,00
Nabilone*	1+0 mg/enh	50 stk kapsler	7.404,00
Medicinsk cannabis			
Bediol	63+80 mg/g		
Bedica	140+10 mg/g	5 g urtete	783,50
Bedrocan	220+10 mg/g		
Sedamen	5+2 mg/enh.	100 stk kapsler	1.488,65
Rekreationel cannabis			
THC olie	14+14 mg/ml	30 ml olie	660,00
Hash	4000+30 mg/g	10 g hash	800,00
Voks	8000+40 mg/g	10 g voks	1170,00
K2*	-	10 g urt	120,00
Industriel cannabis (CBD)			
CBD olie	0+100 mg/ml	10 ml olie	599,00
Tabletter	0+3 mg/enh	55 tabletter	219,00
Øl	0+10 mg/enh	1 flaske	60,00
Småkager	0+25 mg/enh	4 kager	120,00

Figur 10: De fire grupper af cannabisprodukter lovligt og ulovligt tilgængelige i Danmark. Syntetisk cannabis er markeret med *

Farmaceutisk cannabis

Farmaceutisk cannabis refererer til produkter med indhold af rene cannabinoider (isolater) udvundet enten syntetisk, bioteknologisk eller ved hjælp af planteekstraktion. Produkterne har ofte været igennem flere kliniske forsøg og sælges som medicin gennem læger og apoteker. Farmaceutisk cannabis produceres af godkendte medicinalvirksomheder med tilladelse til fremstilling af euforiserende stoffer. Alle produkter er derfor analyseret og standardiseret (styrken og mængden er ens fra pakning til pakning), hvilket mindsker patienters risiko for indtagelse af cannabisprodukter med giftige stoffer. Patienter har vished om nøjagtig mængde aktivstoffer indtaget ved hver dosering, hvilket mindske risiko for overdosering.

Cannabisbaseret

Der er i Danmark godkendt ét lægemiddel baseret på cannabisplantens cannabinoider. Det er lægemidlet Sativex, der er en mundhulespray til behandling af spasmer ved multipel sklerose. Sativex indeholder cannabisekstrakter og kan udskrives af speciallæger i neurologi til patienter med multipel sklerose. Sativex har været igennem den officielle godkendelsesproces og er derfor blevet testet i kontrollerede laboratorieforsøg, dyreforsøg og af forsøgspersoner. Virksomheden har sendt alle data fra deres forsøg ind til myndighederne, som har vurderet, at fordelene ved medicinen opvejer risikoen for bivirkninger. Derfor er Sativex et godkendt lægemiddel i Danmark. Sativex bliver lavet af lægemiddelvirksomheden GW Pharmaceuticals, som også forsker i andre typer lægemidler baseret på cannabis.

Cannabinoider og andre aktive stoffer i cannabis kan også produceres fra gær eller bakterier i fermenteringstanke. Da disse molekyler er syntetiseret ved hjælp af gener fra cannabisplanten, omtales de ikke som syntetiske. De har præcis samme struktur som molekylerne produceret i cannabis. Gær kan genmodificeres til at producere udvalgte stofgrupper, så som THC, og derved mindskes omkostninger til oprensning og destillation. Aktivstoffer, der er syntetiseret fra mikroorganismer, har samme struktur som aktivstoffer isoleret fra cannabisplanten, men også samme medicinske og farmakologiske effekt. Hvis et produkt er syntetisk fremstillet, skal det markedsføres således. Er det udvundet ved hjælp af mikroorganismer som gær, behøver producenten ikke oplyse dette på varedeklarationen. I sidste ende har patienter ingen en idé om, hvorvidt cannabisproduktet er tilført naturlige aktivstoffer fra cannabisplanten, eller om disse er udvundet ved hjælp af fermentering. Cannabinoider, der er produceret ved hjælp af bioteknologiske processer, kan ud over at bruges i den farmaceutiske industri ligeledes bruges til rekreationelle canna-bisprodukter eller CBD-produkter, såfremt lovgivning tillader.

Store velfinansierede bioteknologiske virksomheder som Amyris og Gingko arbejder allerede på at kopier gener fra cannabisplan-ten og indsætte dem i gær for at kunne producere cannabisplan-tens aktivsstoffer ad kunstig vej.

Syntetisk cannabis

Syntetiske cannabinoider kan produceres i laboratoriet. Synte-tisk THC som Marinol er anerkendt af det amerikanske fødevare- og lægemiddel agentur, FDA, og anvendes bl.a. til behandling af svær kvalme i forbindelse med kemoterapi. Mange andre synte-tiske cannabinoider anvendes desuden i dyreforsøg, og nogle har potens op til 600 gange stærkere end THC. Studier viser dog, at disse isolerede eller syntetisk fremstillede cannabinoider ikke virker så effektivt som den komplekse sammensætning der fin-des naturligt i cannabisplanten. Kliniske forsøg med Marinol fo-retaget på mennesker har primært vist resultater hos patienter med sygdommen multipel sklerose, da patienterne opnåede en vis effekt på kramper og nervesmerter. Syntetisk cannabis, der findes på markedet, synes ikke at give en tilstrækkelig effekt på smertesystemet, uden at patienterne samtidig oplever slemme bivirkninger.

Ikke godkendt medicin udleveres med tilladelse fra Lægemiddel-styrelsen. Producenterne af de syntetiske cannabinoide produk-ter Marinol og Nabilone (begge syntetiske cannabinoider) har ikke søgt om godkendelse i Danmark. Derfor bliver Marinol og Nabilone ikke solgt som godkendt medicin i Danmark. Hvis en læge ønsker at udskrive Marinol eller Nabilone til specifikke pa-tienter, kan lægen søge udleveringstilladelse hos Lægemiddel-styrelsen, selv om medicinen ikke er godkendt i Danmark. Mari-nol og Nabilone kan således via denne ordning importeres fra bl.a. USA, hvis Lægemiddelstyrelsen imødekommer lægens an-søgning om tilladelse til at udskrive det til konkrete patienter.

Som med natulige cannabinoider fremstillet i gær, er det også muligt at producere syntetiske cannabinoider ved hjælp af denne teknologi. Den danske virksomhed Octarine Bio fokusere ikke kun på de allerede eksisterende indholdsstoffer i cannabisplan-ten, men vil producere helt nye cannabinoider, der er for svære at lave ved kemisk syntese. Virksomheden ønsker at kortlægge de såkaldt biosyntetiske veje og derved udnytte gærs evne til at producere stoffer bæredygtigt gennem fermentering. De har identificeret rundt regnet tusind nye stoffer, der skal udvælges i forhold til størst kommercielt potentiale, med fokus på kvalitet til gavn for medicinalindustrien og patienterne.

Magistrelt cannabis

Medicin, der er tilberedt på et apotek til en specifik patient efter lægens anvisning, kaldes magistrelt medicin. Apoteket tilbereder lægemidlet med f.eks. THC eller CBD (fremstilet syntetisk eller cannabisbaseret) på olieform eller på kapsler. Magistrelt fremstillede lægemidler skal laves efter specifikke regler, som gælder for medicinfremstilling på et apotek. Medicinen bliver ikke "godkendt" i traditionel forstand, da den ikke har gennemgået de samme test i kontrollerede forsøg, som godkendt medicin har. Man har derfor ikke samme viden om virkninger og bivirkninger ved magistrelt fremstillet medicin, som man har ved godkendt medicin. Magistrel fremstilling er en ordning, der er lavet, fordi nogle patienter kan have et særligt behov, som ikke kan imødekommes med almindelig godkendt medicin. Apoteket tilbereder i de tilfælde lægemidlet med de specifikke aktive stoffer, som patienten har brug for, ud fra den recept, som lægen har skrevet.

På landets største apotek i Glostrup har medarbejderne gennem flere år fremstillet tabletter og olie på basis af rigtig cannabis. Medicinen kommer fra planter, der bliver dyrket i østrigske drivhuse. I Tyskland bliver planten forarbejdet, og de virksomme stoffer bliver trukket ud af planten i form af ekstraktion. Ekstraktet importerer apoteket, forarbejder det til isolater (THC/CBD) og producerer herefter både tabletter og olier i forskellige koncentrationer til den enkelte patient.

Medicinsk cannabis

Medicinsk cannabis er plantebaserede produkter der er udvundet fra cannabisplanten. Produkterne kan være tørret blomst, olie, tinktur, tabletter eller kapsler. Betegnelsen medicinsk cannabis dækker over fremstillede cannabisprodukter med et fuldt spektrum af flere forskellige aktivstoffer fra cannabisplanten herunder cannabinoider, terpener, flavonoider mm. Medicinske cannabisproducenter skal leve op til fastsatte krav om, hvordan planten dyrkes, og hvordan produktionen af cannabisproduktet foregår. Der er også krav om, at cannabisproduktet skal være standardiseret. Det vil sige, at producenten skal kunne dokumentere, hvad produktet indeholder, så styrken og mængden er ens fra pakning til pakning.

Forsøgsordning

Forsøgsordningen er godkendt af Lægemiddelstyrelsen (LMST), og programmet giver lægerne mulighed for at ordinere produkter med cannabis, som hidtil har været ulovligt i Danmark siden 1989. Formålet med forsøgsordningen er at tilbyde de danske patienter at teste medicinsk cannabis (sorter med THC-indhold på mere end 0.2%) uden at overtræde lovgivningen; hvis de ikke har draget fordel af godkendte lægemidler.

65

I øjeblikket er fire forskellige cannabisprodukter importeret til Danmark tilgængelige for danske patienter. Producenterne beslutter med godkendelse fra Lægemiddelstyrelsen, hvilke produkter de ønsker at inkludere i ansøgningen om optagelse til programmet, der er tilgængelige for læger (hvis de er villige) til at ordinere.

De tilgængelige mulige cannabisprodukter ændres i løbet af forsøgsordning. Allerede én virksomhed med tilladelse til import af medicinsk cannabis har fået sat deres produkter i karantæne af Lægemiddelstyrelsen. Det blev opdaget, at den cannabis, der blev brugt til at lave olierne, var dyrket i ikke-godkendte lokaler, og derfor var de danske krav til importen af disse partier ikke overholdt.

Hvis en virksomhed ønsker at dyrke cannabis, skal de ansøge om en licens inden for god landbrugs- og indsamlingspraksis (GCAP). Hvis et firma ønsker at producere cannabis primære produkter, skal de ansøge om en anden licens inden for god fremstillingspraksis (GMP). Hvis virksomheden derefter søger at få sine produkter optaget til salg på danske apoteker, skal disse produkter optages på listen over Lægemiddelstyrelsen.

Normalt testes produkterne ikke i kliniske forsøg, og læger har ikke den samme viden om virkninger og bivirkninger sammenlignet med godkendte lægemidler. Læger skal derfor tage det fulde ansvar for det produkt, de ordinerer, og bestemme dosis for den enkelte patient.

Lægemiddelstyrelsen har beskrevet retningslinjer for læger, der overvejer at ordinere cannabisprodukter. Retningslinjerne er baseret på omfattende litteratursøgninger og evaluering lande som Holland, Canada, Israel, Europa og USA, hvor medicinsk cannabis er bedst studeret. Behandling med medicinsk cannabis kan ikke ordineres, før patienten har testet relevant godkendt medicin med et utilstrækkeligt resultat Lægemiddelstyrelsen anbefaler klart, at man ikke behandler børn og unge under 18 år med cannabis, forårsaget af manglende viden og undersøgelser om langtidsvirkningerne, herunder hvordan cannabis påvirker hjernen. Lægemiddelstyrelsen har vurderet, at der er rimelig god evidens for, at cannabis kan have gavnlig effekt inden for fire områder: smertefulde spasmer på grund af multipel sklerose, smertefulde spasmer på grund af rygmarvsskade, kvalme efter kemoterapi og neuropatiske smerter (smerter i hjerne, rygmarv eller nerver)

Danmark har etableret sig som en stor aktører i den nye europæiske cannabisindustri med mange af verdens førende cannabisvirksomheder, der er klar til at bruge den som en startplade til at få adgang til det bredere kontinentale marked. Lave energiomkostninger, et væld af erfaring inden for gartneri og farmaceutiske stoffer, store investeringer med ca. 280.000 kvadratmeter dyrkningsareal er blot nogle af de faktorer, der fremmer

Danmarks position i den internationale cannabisindustri. Første danskdyrkede høst forventes med produkter på apotekshylderne i slutningen af 2020 og vil repræsentere begyndelsen på en dansk forsyningskæde, der vil overstige efterspørgslen på hjemmemarkedet, hvilket giver et markant løft for den danske eksport.

Rekreationel cannabis

Rekreationelle cannabisprodukter henviser normalt til cannabisplanten, der bruges til ikke-medicinske formål, og denne kategori inkluderer produkter på sortmarkedet. Det har normalt en højere koncentration af THC og er ulovligt i mange lande. Folk har en tendens til at ryge rekreationel cannabis. Ofte er ønsket en euforiserende følelse og nydes på samme måde som alkohols berusende effekt. Rekreationel cannabis er lovligt i lande, hvor det derfor er muligt at finde produkter, der er standardiserede og analyserede. Forbrugere, der er bosiddende i lande, hvor cannabis er ulovligt til rekreationel brug, køber ofte produkter, der ikke er testet og evt. indeholder skadelige tilsætningsstoffer eller mikroorganismer.

Cannabisbaseret

Diskussionen, om hvorvidt mennesker skal have ret til at bruge cannabis, er i dag stadig en diskussion, der endnu ikke er afgjort, hverken i Danmark eller på verdensplan. Flere lande, som blandt andet Canada, flere stater i USA, Uruguay mm., har dog enten lovliggjort eller indført forsøgsordninger med planten og dens stoffer. Europas rekreationelle marked forventes at åbne indenfor få år, hvor vestlige europæiske lande som Luxembourg, Holland og Tyskland fører an.

Der sælges rekreationel såvel som medicinsk cannabis ulovligt i Danmark. Produkterne forhandles ulovligt primært på internettet og Christiania, men også i fysiske butikker såvel som hjemme hos private. Sælgerne oplyser tit, at der er tale om lovlige produkter eller om kosttilskud. Det er som regel ikke korrekt, og olierne kan ikke sammenlignes med de lovlige former for cannabisholdig medicin, som er standardiserede og kontrollerede. Der er ofte stor usikkerhed om, hvordan den ulovlige cannabis er produceret, og hvad de indeholder. De ulovlige produkter kan indeholde noget helt andet, end der oplyses på pakningen, ligesom indholdet kan variere fra gang til gang, hvor produktet købes. Det kan i værste tilfælde være farligt, ikke mindst for syge personer, at indtage ukendte stoffer, da hverken lægen eller patienten har mulighed for at forudse, hvordan de ukendte stoffer vil påvirke sygdommen og patientens øvrige medicin. I sidste ende risikerer man at blive mere syg eller dø. Raske mennesker kan også blive alvorlig syge af ulovlige cannabisprodukter, hvis de indeholder skadelige fyldestoffer, som f.eks. blev set i væske til e-cigaretter, der indeholdt vitamin E-acetat, som almindeligvis bliver anvendt i hudcreme, men er giftigt at inhalere.

Syntetisk cannabis

Syntetiske cannabinoider er en klasse af molekyler, der binder til de samme receptorer, som cannabinoider fra cannabisplanter binder sig til. De bliver solgt under almindelige navne som K2, Spice og Syntetisk Marijuana.

Syntetiske cannabinoiders molekylære strukturer adskiller sig fra THC og andre naturligt fremkommende cannabinoider fra cannabisplanten. De fleste syntetiske cannabinoider aktiverer dog cannabinoidreceptorerne. De er designet til at efterligne THC, med stærkeste binding til CB1-receptoren der giver psyko-aktive effekter. Rapporterede brugereffekter inkluderer hjerte-banken, paranoia, intens angst, kvalme, opkast, forvirring, dårlig koordination og anfald. Der er også rapporteret om abstinens-symptomer og vedvarende trang samt flere dødsfald forbundet med syntetiske cannabinoider. Syntetiske cannabinoider til re-kreativ brug er ulovligt, men nye lignende molekyler syntetiseres kontinuerligt for at undgå lovgivningen. Syntetiske cannabinoider er også blevet brugt rekreativt, fordi de er billige og typisk ikke afsløres ved standard cannabisanalyse, da molekylerne adskiller sig fra naturlige cannabinoider. I modsætning til det farmaceuti-ske cannabismedicin Nabilone havde syntetiske cannabinoider, der blev brugt til rekreationel brug, ingen dokumenterede tera-peutiske virkninger.

Industriel cannabis (hamp)

Cannabis, der dyrkes med lave niveauer af THC (0.2% eller mindre), oftest omtalt som hamp eller industriel cannabis, anvendes ikke til medicinsk eller euforisk formål. Kendetegnet ved hampeprodukter er cannabisplanter, der dyrkes til høje udbytter af materialer som frø, fibre og olie, med lave koncentrationer af psykoaktive forbindelser. Industriel cannabis kan bruges til at udvinde CBD-produkter såsom olier, tinkturer og mad, hvorimod fibrene afledt af hamp har en lang række anvendelser som bestanddele i forbrugsvarer, herunder papir, tekstiler, bionedbrydelig plast, byggematerialer og brændstof.

CBD produkter

Efter 1. juli 2018 er cannabisprodukter med et indhold på 0.2% THC eller derunder ikke længere omfattet af de danske regler om euforiserende stoffer. Om industrielle cannabisprodukter solgt i butikker eller på nettet nu er lovlige eller ej, afhænger af en konkret vurdering af Lægemiddelstyrelsen af det enkelte produkt, f.eks. af produktets reelle indhold, anvendelse, oprindelsesland, produktionsforhold m.m. Meget af det cannabisolie, der sælges på nettet, indeholder CBD i en mængde, der påvirker kroppen, og derfor kan cannabisolien være et lægemiddel, også selv om THC-indholdet er under 0.2%.

I Danmark brygger Møllerup Gods, Ørbæk Bryghus, Herslev Danmark bryggeri og Christiania Bryghus i København på øl tilført cannabis. Nogle bryggerier tilføjer isolater af cannabinoider og terpener fra cannabisplanten. En anden strategi til at udnytte cannabisplanten uden at inkludere cannabinoider og for at undgå alle de lovmæssige begrænsninger, der rammer cannabisindustrien, er kun at tilsætte flavonoider og terpener.

Der er nyere forskning, der tyder på, at cannabis burde betragtes som en grøntsag, da den i sin rå form indeholder en masse forskellige fedtsyrer og aminosyrer. Forskerne mener, man bør juice sin friske cannabisplante, da man dermed får bedst mulighed for at optage alle de gode ingredienser. Et andet helbredsmæssigt aspekt ved cannabis er plantens blade og frø. Uanset hvilken type cannabis, der er tale om, herunder om det er hun- eller hankøn, vilde, avlet til industrielt eller medicinsk brug, så indeholder cannabis samtlige af de essentielle aminosyrer og essentielle fedtsyrer, og de kostrelaterede anvendelsesmuligheder er mange. Blandt andet kan topskuddene og bladene presses til en juice (bemærk, at de maksimalt må indeholde 0.2% THC), bladene kan anvendes i salater, og frøene kan presses til olie, der kan indtages i smoothies, milkshakes og andet. Frøskallerne kan knuses og bruges som proteinpulver, der eksempelvis kan bruges til bagning. Cannabis med et indhold lavere end 0.2% THC kan derudover bruges til madlavningsolie, mel, dyrefoder, plantemælk, bagværk, morgenmadsdrys, proteinpulver mm.

Forbrugsvarer

Cannabis er kendt for at trække giftige stoffer ud af jorden. Det er bevist, at planten er særdeles nyttig til at fjerne cadmium og andre toksiske metaller fra jorden, såvel som stråling. Cannabisplanten kan indeholde toksiner, hvis den dyrkes ved høje mængder giftudslip til jorden. Det tydeligt, at denne form for cannabis ikke kan bruges som indtagelse af mennesker, grundet risiko for at blive forgiftet af de metaller, der automatisk vil frigives i kroppen. Dog kan denne form bruges i bygge- og tekstilbranchen. Udover at industriel cannabis optager toksiske stoffer fra jorden, har planten ofte et meget lavt niveau af cannabinoider, men et meget højt indhold af fibre og bruges derfor oftest til industrielle produkter som brændstof, maling, dyrestrøelse, kompost, fiberbrædder, reb, isolation af bygninger, papir, tekstiler mm.

Ikke kun bliver de skadelige virkninger af den globale opvarmning stadig mere tydelige, plastik spredes i miljøet overalt i verden, og kan indtræde i fødekæden med skadelig virkning på menneskers og dyrs sundhed. Da praktisk talt alle klimaforskere er enige om, at vi skal erstatte vores afhængighed af fossile brændstoffer, og i betragtning af at hamp endda kan gøre jorden renere, er det overraskende, at cannabisplanten ikke bruges bredere.

Nogle af de tidligste plaststoffer blev fremstillet af cellulosefibre opnået fra organiske, ikke-petroleumsbaserede kilder. Hampecellulose kan ekstraheres og bruges til at fremstille cellofan, viskose, celluloid og en række relaterede plastmaterialer. Industriel cannabis er kendt for at indeholde omkring 65-70% cellulose og betragtes derfor som en god kilde, da træ indeholder omkring 40%, hør 65-75% og bomuld op til 90%. Mens 100% cannabisbaseret plast stadig er en sjældenhed, er nogle bioplastikprodukter fremstillet af en kombination af cannabis og andre plantekilder allerede i brug.

Kapitel 4
Det Endocannabinoide System

Det Endocannabinoide System

Det endocannabinoide system ("endo" er græsk for "indvendig"), opkaldt efter cannabisplantens aktive cannabinoider, er et af de vigtigste fysiologiske systemer i menneskets krop, et system der er involveret i etablering og vedligeholdelse af helbredet. Det endocannabinoide system refererer til en gruppe af nervemodulerende molekyler og deres tilsvarende receptorer, der sammen spiller en vigtig rolle i reguleringen af en lang række fysiologiske processer, herunder appetitkontrol, energibalance, smerteopfattelse, humør, hukommelse og immunreaktioner.

I hvert væv udfører det endocannabinoide system forskellige opgaver, men målet er altid opretholdelse af et stabilt indre miljø på trods af udsving i det eksterne miljø, også kaldet homeostase. Cannabinoider fremmer homeostase på alle niveauer af biologisk liv, fra det subcellulære, til organismen som helhed. Det endocannabinoide system er opbygget af endocannabinoider, cannabinoidreceptorer og enzymer, der danner og nedbryder endocannabinoiderne.

Receptorer

Alle arter af hvirveldyr deler det endocannabinoide system, der er en væsentlig del af livet og hjælper organismer med at tilpasse sig miljøforandringer. Ved at sammenligne genetikken af de cannabinoide receptorer i forskellige arter anslår forskere, at det endocannabinoide system har udviklet sig i primitive dyr for over 600 millioner år siden.

Cannabinoidreceptorer findes i hele kroppen. De er indlejret i cellemembraner og menes at være mere talrige end noget andet receptorsystem. Stimuleres disse receptorer, vil der opstå en række fysiologiske processer i kroppens celler. Forskere har identificeret to forskellige receptorer; cannabinoid receptor 1 (CB1) og cannabinoid receptor 2 (CB2).

Mange væv indeholder både CB1 og CB2-receptorer, der hver er knyttet til forskellige handlinger, da de kun er 44% ens strukturelt opbygget. Forskning tyder imidlertid på, at der kan være en tredje cannabinoidreceptor. Desuden har visse væv dokumenteret, at CB1 er fundet i nerveceller, der forsyner disse væv. CB1 receptoren medfører, at cannabinoider fra cannabis påvirker humøret, appetitten, kan give hallucinationer, påvirke hukommelsen mm. CB2 receptorer har en mere begrænset fordeling og er fundet i en række immunceller, et par neuroner og i tarmens epitel. Høje niveauer af receptoren dokumenteres i T-lymfocytter, Blymfocytter, NK-celler og granulocytter. Set ud fra en farmaceutisk synsvinkel er den vævsspecifikke forekomst af de to typer receptorer en fordel, fordi det er muligt at udvikle stoffer, der specifikt aktiverer eller blokerer den ønskede receptor. I et forskningsforsøg er det bevist, at der i raske celler er flere aktive CB1 receptorer til stede end CB2 receptorer, hvorimod der er flere aktive CB2 receptorer til stede i syge celler, end der er aktive CB1. På den måde kan man påvirke immunsystemet uden at påvirke nervesystemet, og med sådanne stoffer vil det være muligt at undgå euforiserende bivirkninger, som udelukkende kontrolleres af CB1 receptoren i nervesystemet.

I mange år blev det antaget, at de gavnlige virkninger af cannabinoiderne blev formidlet af cannabinoidreceptorerne, CB1 og CB2. Imidlertid ved vi i dag, at billedet er meget mere komplekst med det samme cannabinoid, der virker ved flere formål.

Ud over effekter på endocannabinoidsystemet er det bevist, fra farmakologiske eksperimenter med ikke-cannabinoidreceptorer som GPR119, GPR55 og GPR18, eller andre velkendte GPCR'er, såsom opioid- eller serotoninreceptorerne, at virke som potentielle cannabinoidreceptorer på grundlag af affinitet for nogle cannabinoider. Derudover har adskillige artikler rapporteret evnen hos visse cannabinoider til at modulere nukleare receptorer, ionkanaler og transient receptor potential (TRP) kanaler, blandt andre. Specielt er CBD bredt rapporteret at fungere som en 5-HT1A-agonist og adenosinreceptorantagonister. Det er bevist, at cannabinoider har potentialet til at påvirke nervestimuli via moduleringen af ionkanaler.

CB1 receptoren findes i
- Nerver
- Hjerne
- Lunger
- Blodkar
- Muskler
- Mave-tarmkanalen
- Kønsorganer

CB2 receptoren findes i
- Milten
- Knogler
- Huden

CB1 og CB2 receptoren findes i
- Immunsystemet
- Leveren
- Knoglemarv
- Bugspytkirtlen

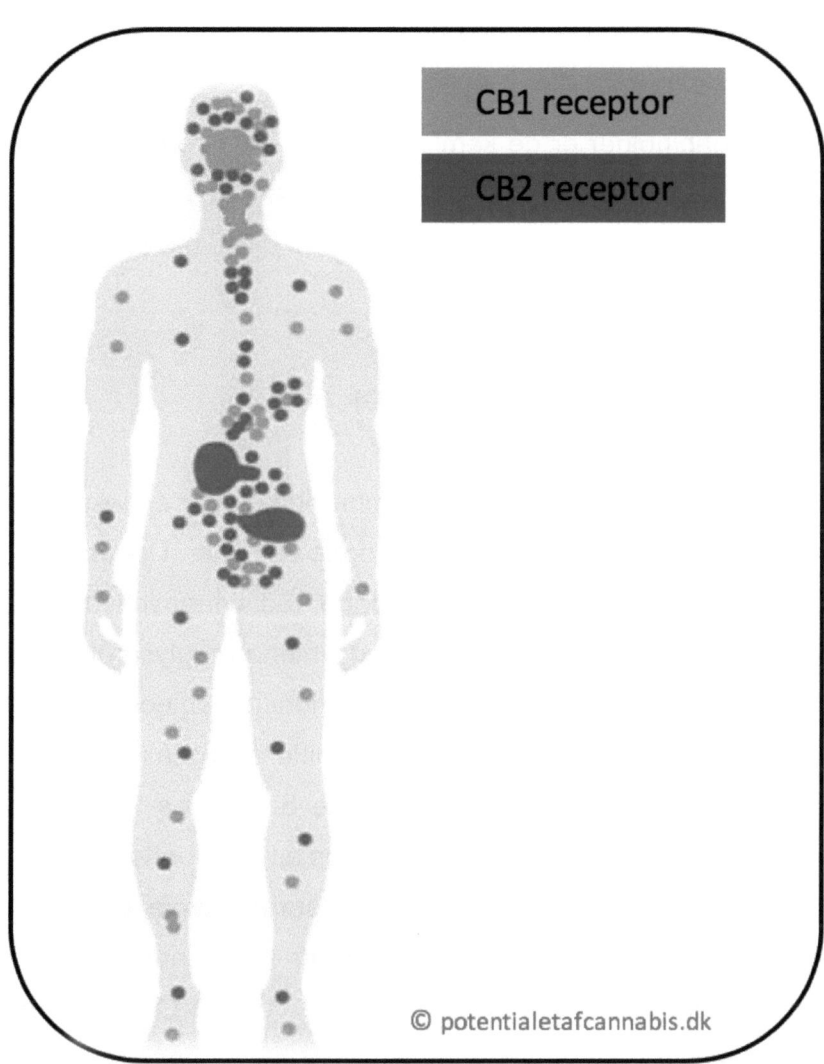

CB1 receptor

CB2 receptor

© potentialetafcannabis.dk

Figur 10: Det endocannabinoide system vist med cannabinoidreceptorerne

Endocannabinoider

Endocannabinoider er de kemiske stoffer, som vores krop producerer naturligt for at stimulere de endocannabinoide receptorer (CB1 og CB2). De to mest velkendte af disse molekyler er:

- Anandamid (AEA)
- 2-arachidonoylglycerol (2-AG)

De dannes efter behov fra cellemembranen og har en lokal virkning, før de nedbrydes af kroppens egne enzymer. Der er to hovedenzymer, der er ansvarlige for dette; fedtsyreamidhydrolase (FAAH), der nedbryder AEA og monoacylglycerol-lipase (MAGL), som typisk nedbryder 2-AG. Endocannabinoider er forskellige fra konventionelle neurotransmittere (signalmolekyler i nerveceller), fordi de er lipider der ikke deponeres i kroppens væv, men snarere dannes og nedbrydes alt efter behov.

AEA binder til CB1-receptoren med større styrke end CB2, hvorimod 2-AG binder begge receptorer med samme styrke. Cannabinoidet fra cannabisplanten, THC, binder CB1-receptoren bedre end CB2-receptoren, og det er blevet antydet, at bindingen af THC efterligner AEA. CBD binder dårligt til begge receptorer, men interagerer i lave koncentrationer.

Virkning af systemet

Det endocannabinoide system har som beskrevet ét overordnet mål: at opretholde homeostase. Det er en måde, hvorpå vores indre miljø kan respondere til det udvendige miljø. Endocannabinoiderne bliver dannet og nedbrudt alt efter hvilke signaler, der udløses. Disse signaler kan blandt andet udløses på grund af skade, sygdom, inflammation eller andre ubalancer i kroppen. Systemet bestemmer, hvordan cellerne prøver at korrigere sig selv, når noget går galt og ubalancer opstår. Det endocannabinoide system er det mest udbredte receptorsystem i menneskets krop og regulerer mange fysiologiske veje i kroppen herunder:

- Mave-tarmaktivitet
- Hjerte-kar-aktivitet
- Hæmme smerte
- Modulation af nervesignalering
- Vedligeholdelse af knoglemasse
- Beskyttelse af nerveceller
- Hormonregulering
- Stofskiftekontrol
- Immunforsvaret
- Inflammatorisk reaktion
- Menstruationskramper
- Hæmme tumorceller

Som det ses, er det endocannabinoide system involveret i stort set alle kemiske processer i kroppen. Der er videnskabelig evidens, der beviser, hvordan det endocannabinoide system bliver aktiveret, når visse sygdomme opstår som f.eks. ved cancer, nerve- og inflammatorisk smerte, multipel sklerose, mave-tarm-sygdomme, post-traumatisk stres syndrom, traumatisk hjerneskade, Parkinsons sygdom og mange flere. Ved disse sygdomme kan det endocannabinoide system mindske de negative effekter ved at opretholde balance i hver enkel celle.

Når det endocannabinoide system ikke fungerer optimalt, er det oftest grundet en ubalance i kroppen, som kan komme til udtryk i form af sygdom. Der findes ingen medicinsk behandling mod endocannabinoid system dysfunktion (funktionssvigt). Cannabis-planten og dens aktive ingredienser har vist at være et naturligt medicin til at opretholde balance i det endocannabinoide system.

Personer, der indtager cannabis, kan have vidt forskellige virkninger af plantens aktive indholdsstoffer. På trods af at alle parametre som dosis, cannabisstamme og forberedelsesmetode mm. er helt ens. Andre faktorer, som mentalitet og miljøpåvirkninger, kan ændre virkningen af cannabisindtagelse, specielt når THC indtages. De forskellige virkninger skyldes, at menneskers endocannabinoide system er forskellig fra person til person.

Der findes ingen cannabinoidreceptorer i den del af hjernen, der kontrollerer vejrtrækning og hjerterytmen. Derfor er det ikke muligt at overdosere med cannabinoider fra cannabisplanten. I modsætning findes der opioidreceptorer i dele af hjernen, der kontrollerer luftvejene. Når opioide produkter som heroin, methadone og morfin indtages, binder de til de opioide receptorer, der giver anledning til besværet vejrtræning og i værste tilfælde give hjertestop. Dette er ikke et problem med det endocannabinoide systems interaktion med cannabinoider fra cannabis.

Eksperter er endnu ikke helt sikre på, hvordan CBD interagerer med det endocannabinoide system. De ved, at CBD ikke binder til CB1- eller CB2-receptorer, som THC gør. I stedet tror mange forskere, at det fungerer ved at forhindre, at endocannabinoider nedbrydes. Andre mener, at CBD binder til en receptor, der endnu ikke er opdaget. Mens detaljerne, om hvordan det fungerer, stadig diskuteres, antyder forskning, at CBD kan hjælpe med smerter, kvalme og andre symptomer forbundet med flere tilstande.

En synapse er en kontaktflade mellem to nerveceller, hvor impulser kan overføres gennem. Synapsen bidrager til kommunikation i nervesystemet og inddeles i en præ- og en postsynaptisk del, som sidder på hhv. den præsynaptiske celle (impulsafgiver) og den postsynaptiske celle (impulsmodtager). Rummet mellem de to celler kaldes synapsespalten. Figur 11 illustrerer de to nervecellers funktion i det endocannabinoide system:

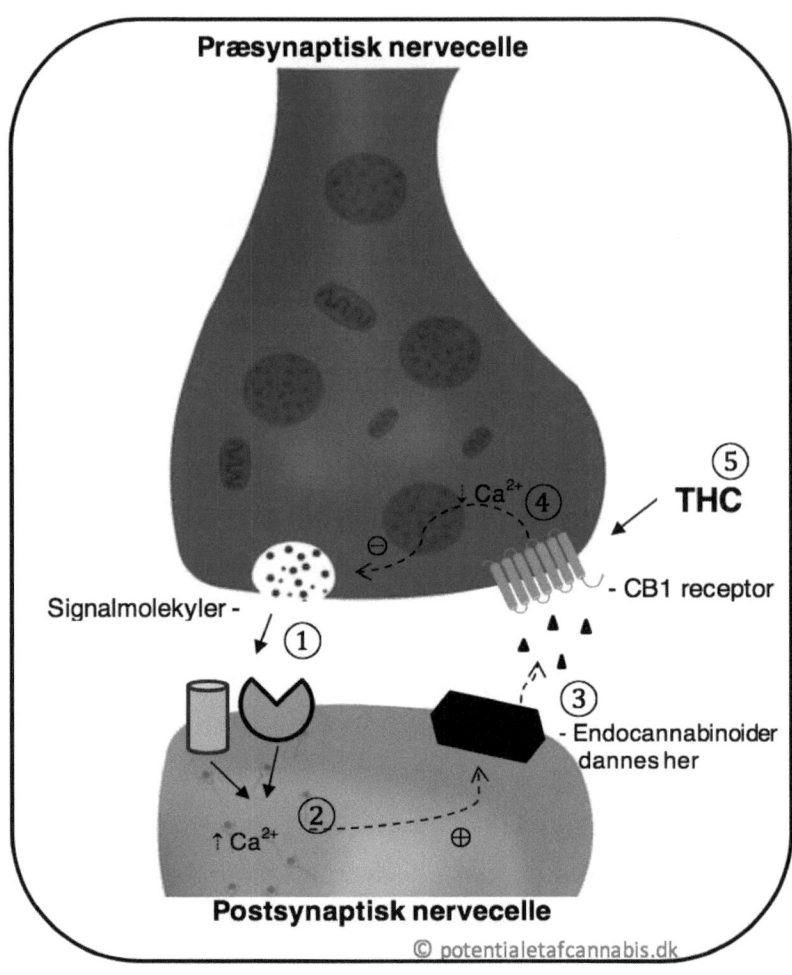

Figur 11: Virkning af det endocannabinoide system

1) Når den præsynaptiske nervecelle afgiver for mange signalmo-lekyler (neurotransmittere), vil der opstå ubalance, der påvirker den postsynaptiske nervecelle.

2) Calciumniveauet stiger i den postsynaptiske nervecelle, hvilket får cellen til at producere endocannabinoider.

3) Den postsynaptiske celle sender endocannabinoiderne til den præsynaptiske celle for at binde cannabinoidreceptorer (CB1 og/eller CB2).

4) Når receptoren er aktiveret af endocannabinoiderne, vil den præsynaptiske celle mindske frigivelsen af signalmolekyler og dermed opretholde den balance, det endocannabinoide system er skabt til at forårsage.

5) THC har vist at kunne substituere for endocannabinoider ved at binde samme receptorer og resultere i en ændring af ubalancen ved frigivelsen af signalmolekyler.

Endocannabinoid dysfunktion

En dysfunktion kan være et resultat af en kronisk sygdom eller kan give anledning til en kronisk sygdom. Når det endocannabi-noide system fungerer, som det skal, opretholdes homeostase, og hjernen og kroppens fysiologiske processer vedligeholdes. Over- eller underaktivitet af det endocannabinoide system menes at linkes til sygdom, og forskning i hele verden er på nuværende tidspunkt i gang med at undersøge dette nærmere. Forståelse, for hvordan en dysfunktion af det endocannabinoide system kan resultere i eller opstå fra sygdom, er afgørelse for anvendelse af cannabis som medicin. Følgende tilstande har vist sig at have en sammenhæng med endocannabinoid dysfunktion:

- Autoimmune sygdomme
- Epilepsi
- Migræne
- Fibromyalgi
- Dårlig trivsel hos nyfødte
- Irritabel bowel syndrome
- Kompleks regional smertesyndrom
- Hjertekarsygdomme
- Angst og depression
- Skitzofreni
- Multiple sklerosis
- Kvalme
- Huntingtons sygdom
- Parkinsons sygdom
- Menstruationssymptomer

Underaktivitet

Nogle eksperter er enige om en teori, der kaldes klinisk endo-cannabinoidmangel (Clinical Endocannabinoid Deficiency). Denne teori antyder, at lave endocannabinoidniveauer eller dys-funktion af endocannabinoidsystemet kan bidrage til udviklingen af visse lidelser. Hvis kroppen ikke selv er i stand til at danne endocannabinoider i det omfang, der er nødvendigt, kan det på-virke hele det endocannabinoide system og derved kroppens mulighed for at opnå homeostase. Cannabis har bevist at hjælpe mod denne lidelse.

I en artikel fra 2016, der gennemgår mere end 10 års forskning på emnet, antydes, at teorien kan forklare, hvorfor nogle menne-sker udvikler migræne, fibromyalgi og irritabelt tarmsyndrom. In-gen af disse forhold har en klar underliggende årsag. De er ofte resistente over for behandling. Underaktivitet af det endocan-nabinoide system, kan være arveligt, men kan også opstå senere i livet. Kronisk stress, dårlig kost og kronisk smerte er alle tre lidelser, der har vist at påvirke det endocannabinoide system ne-gativt, der kan give anledning til endocannabinoidmangel.

Hvis endocannabinoidmangel spiller nogen form for rolle under disse forhold, kan målretning mod endocannabinoidsystemet el-ler endocannabinoidproduktion være den manglende nøgle til behandling, men meget mere forskning er nødvendig.

Overaktivitet

I forhold til underaktivitet af det endocannabinoide system findes også en dysfunktion, hvor kroppen producerer flere endocannabinoider end nødvendigt, set som overaktivitet af det endocannabinoide system. Lidelser som overvægt og type 2 diabetes er sammenkædet med overaktivitet af det endocannabinoide system. Tidlig forskning viser, at overvægtige personer eller patienter med type 2 diabetes har unormale høje mængder af endocannabinoider i blodet. Dette skyldes, at overvægtige personer ikke danner tilstrækkeligt med enzymer, der nedbryder endocannabinoiderne. Endocannabinoiderne vil derfor være til stede i længere tid og holde receptorerne aktive, hvilket resulterer i forøget sultfølelse, som øger vægtstigningen, der øger produktionen af endocannabinoider, som så forøger sultfølelsen osv. En ondskabsfuld cirkel af endocannabinoid dysfunktion er således skabt. En cirkel, der kan være svær og næsten umulig at komme ud af udelukkende med kontroversiel medicin.

Da en forsøgsgruppe med overvægtige mænd blev bedt om at ændre livsstil i form af at spise sundt og motionere, faldt koncentrationen af deres høje endocannabinoidniveauer, vægt og taljemål blev signifikant mindre, triglyceridniveauet faldt og niveauet af sund kolesterol steg. Der er behov for meget mere forskning i dette emne, men det tyder på, at en sund livsstil hjælper til at holde det endocannabinoide system fungerende.

Receptorregulering

På samme måde som endocannabinoiderne kan mængden af receptorerne ligeledes ændre sig alt efter behov. En stigning af receptorerne CB1 og CB2 kaldes for opregulering, og et fald i mængden af receptorerne kaldes for nedregulering.

En stigning af de endocannabinoide receptorer kan være forbundet med en forsvarsmekanisme. Der er flere receptorer, da kroppens celler leder efter endocannabinoiderne for at tilbagebringe cellens balance.

Nedregulering af receptorerne ses ved, at der er færre receptorer til stede, som endocannabinoiderne kan bindes til. Dette er ligeledes en forsvarsmekanisme. Receptorerne vil, typisk ved overaktivering, bevæge sig fra cellens overflade ind i cellen og gemme sig der. Kroniske forbrugere af THC-rige cannabisprodukter har færre receptorer. Denne nedregulering forklarer, hvorfor nogle storforbrugere af cannabis udvikler en tolerance overfor cannabisplantens virkning. Tolerance er selektivt for hver del af kroppen. Dette betyder, at nogle dele af hjerne kan udvikle tolerance, hvor andre dele af hjernen ikke nødvendigvis gør.

Kapitel 5
Entourage-effekt

Entourage-effekt

Cannabisplanten indeholder over 500 forskellige molekyler, hvoraf forskning indtil videre har bevist, at i hvert fald cannabinoider, terpener og flavonoider hver for sig og i et synergistisk samspil (entourage-effekt) har mange farmakologiske og medicinske effekter. Ved indtagelse af cannabis optager kroppen hundreder af botaniske forbindelser. Hver ankommer med unikke effekter og fordele, og deres virkning kan ændre sig i nærvær af andre forbindelser. Dette kaldes entourage-effekten.

Cannabisblomsten indeholder det fulde spektrum af cannabinoider, terpener og flavonoider i kraft af at være et råt urteprodukt. Nogle cannabisekstrakter som olier, indtagelige kapsler mm. tilbyder ligeledes en rig mangfoldighed af aktivstofferne. Vi kalder disse for fuldspektrede cannabisekstrakter. Det betyder, at ekstraktet kunne indeholde THC, CBD, CBG, CBN, myrcen, caryophyllene, limonen og meget mere alt sammen i en dosering. De færreste cannabisekstrakter formår at bevare hele den brede vifte af forbindelser produceret af cannabisplanten. Nogle raffineres, hvor THC helt fjernes, kaldet bredspektret cannabisekstrakter, eller formuleret til at indeholde en enkelt forbindelse, normalt CBD eller THC, kaldet isolater.

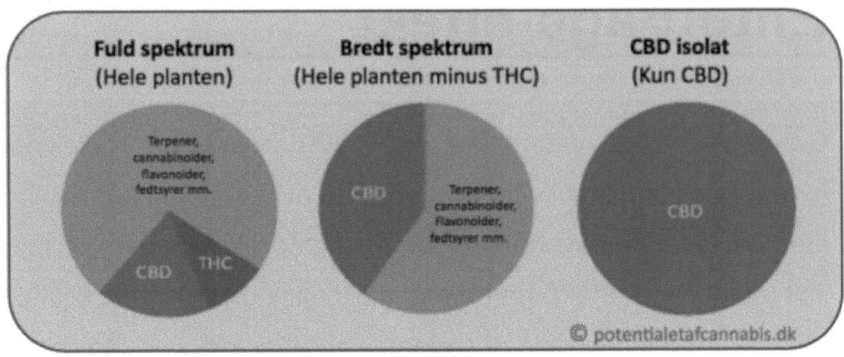

Figur 12: Tre forskelige spektrum af molekyler i cannabisekstrakter

	THC	CBD	CBG	CBC	CBD+CBG	THC+CBD
Mycen	Forstærker euforisk og beroligende effekt	Forstærker antiinflammatiorisk effekt	Forstærker antiinflammatiorisk effekt			
Pinen	Forstærker bronkodilatorisk effekt	Forstærker antiinflammatiorisk effekt				
Limonen	Forstærker anti-gastroøsofageal refluks effekt	Forstærker antidespressiv og -angst effekt			Forstærker anti-tumor effekt	
Caryophyllene	Forstærker beskyttelsen af fordøjelsesceller	Forstærker antiinflammatiorisk effekt		Forstærker beskyttelse mod svampeinfektioner		
Linalool	Forstærker beroligende og smertestillende effekt	Forstærker anti-angst og smertestillende effekt				Forstærker anti-epileptisk effekt

Figur 13: Entourage-effekt ved indtagelse af cannabinoider og terpener

Aktivstoffernes synergi

Teorien om entourage-effekten er grundigt beskrevet i en artikel af Dr. Ethan Russo - en neurolog og farmakolog, der længe har studeret cannabisforbindelser, og hvordan de påvirker kroppen. Han beskriver fordele ved almindelige cannabisforbindelser og beskriver, baseret på deres farmakologi, deres potentielle synergistiske virkninger. For eksempel har det vist sig, at cannabinoiderne CBD og CBG hæmmer den bakterielle stafylokokinfektion MRSA – og synes at være endnu mere effektive, når de kombineres med terpenen pinen. CBD og THC har mange overlappende terapeutiske egenskaber, herunder lindring af smerter, angst, krampeanfald og kvalme, selvom de fungerer via forskellige handlingsmekanismer. Når de kombineres, kan CBD og THC forbedre hinandens fordele og samtidig reducere uønskede effekter, herunder de psykoaktive eller forringende virkninger af THC. Dette er en god nyhed for cannabisbrugere, der ønsker sundhedsmæssige fordele, mens de opretholder optimal ydelse hjemme eller på arbejdet. I en undersøgelse af 177 patienter med kræftsmerter modtog en gruppe en oral spray af THC, mens en anden gruppe modtog en oral spray af kombineret THC og CBD i et omtrentlig forhold på 1:1. Begge grupper fik lov til gradvist at øge deres dosis, indtil de oplevede en tilfredsstillende lettelse uden nævneværdige bivirkninger. THC-gruppen sluttede

95

med at bruge et gennemsnit på 27 mg dagligt, mens CBD+THC-gruppen brugte næsten 60 mg dagligt og havde en overlegen reduktion i smerter. For patienter, der har opbygget en vis tolerance over for cannabis, findes der sensibiliseringsprogrammer, som lover at hjælpe til at reducere cannabisdosis med 50% eller mere, mens fordelene effektiviseres. Det anbefales denne gruppe patienter at skifte fra doseringsmetoder, der ikke er inhaleret, såsom tinkturer eller spray og med høje niveauer af CBD og lavere niveauer af THC, for at opnå den fulde effekt.

Myrcen har vist at sænke modstanden over blodet til hjernebarriere, hvilket gør det muligt for molekylet selv og mange andre kemikalier at krydse barrieren lettere og hurtigere. Mere unikt er det imidlertid, at myrcen har vist sig at øge det maksimale mætningsniveau af CB1-receptoren, hvilket muliggør en større maksimal euforisk effekt. En kombination af CBD og caryophyllene kan være fordelagtig i behandlingen af afhængighed. CBD og den citrusduftende terpen limonene lindre angst. THC indtaget med CBN kan potentielt give yderligere euforiske effekter.

Flere studier om cannabisplantens aktivstoffers entourage-effekt er nødvendig for at kunne belyse plantens fulde medicinske virkninger. I dag findes kun forskning i de synergistiske effekter ved indtagelse af cannabinoider og terpener. Ingen studier til dags dato belyser virkningen af flavonoider i samspil med cannabinoider og/eller terpener fra cannabisplanten.

Cannabinoiders medicinske effekt

Det er værd at bemærke, at der er stor forskel på de helbreds-mæssige virkninger afhængigt af, hvordan cannabis indtages. Dette vil blive gennemgået i næste kapitel.

Som udgangspunkt findes cannabinoiderne i rå tilstand som carboxylsyrer, f.eks. finde THC som THCA og CBD som CBDA, hvis virkningsmekanisme er anderledes end deres decarboxyle-rede udgaver.

Cannabinoider kan absorberes gennem hud og slimhindevæv og bliver herefter vidt distribueret i kroppen, overvejende til fedt-væv, og meget små mængder påvirker hjernen. Milt og kropsfedt er langtidsopbevaringssteder for cannabinoider. Cannabinoider er hydrofobe (fedtopløselige) forbindelser, som ofte er forbundet med langsom, ofte uforudsigelig oral absorption, hvilket nødven-diggør brug af olier og/eller solventer, som ikke tolereres godt og kan bidrage til orale læsioner i høj dosis eller ved langvarig brug. En bedre medicinafgivelsesmetode for cannabinoider ønskes. Modifikation af cannabinoider til mere vandopløselige (hydrofile) forbindelser kan være en alternativ fremgangsmåde til en mere effektiv lægemiddeltilførsel, og derfor forbedret optagelse og fri-givelse i kroppen af produkter med cannabinoidbaserede formu-leringer.

Blandt alle de kemiske bestanddele af cannabis er især cannabinoiderne THC og CBD de bedst undersøgte indenfor farmakologiske og medicinske effekter. Andre cannabinoider er til stede i mindre mængder i planten og er endnu ikke forsket i på samme niveau.

	THC	CBD	CBG	CBC	CBN	CBE	CBT
Angst	•	•	•	•			
Appetithæmmende	•						
Appetitvækkende	•						
Bakterieinfektion		•	•		•		
Depression	•	•					
Diabetes	•	•					
Epilepsi	•	•					
Fordøjelsesproblemer		•					
Gigt		•					
Inflammation		•	•	•			
Intraokulære tryk i øjnene	•		•		•		•
Knoglevækst	•	•	•	•	•		
Kræftceller		•	•	•			
Kvalme og opkast	•	•					
Nervesygdomme	•	•					
Organtransplantation		•					
Psoriasis		•					
Psykose		•					
Smertestillende	•				•	•	
Spasmer	•	•				•	
Svampeinfektion			•	•			
Søvnapnø	•						
Søvnproblemer	•				•	•	
Virusinfektion		•	•				
Åreforkalkning		•					

Figur 14: Cannabinoiders formodede medicinske effekt på mennesker. Vær opmærksom på at de fleste studier kun er bevist på celler og/eller forsøgsdyr. Kliniske studier er nødvendige

Tetrahydrocannabinol (THC)

THC er et molekyle i cannabis, der længe er blevet anerkendt som den vigtigste psykoaktive ingrediens. Det vil sige det stof, der får brugerne til at opleve følelsen af at blive skæv. Et FDA-godkendt forsøg i 2013 bekræftede THC's effektivitet til smertelindring. En lav dosis THC gav 30% reduktion i smerteintensitet sammenlignet med placebo. Derudover har THC vist at reducere kvalme og opkastning. Mens de fleste lægemidler er giftige for nerver, betragtes THC som et nervebeskyttende middel, hvilket betyder, at det faktisk beskytter hjerneceller mod skader. De medicinske fordele ved THC for hjernen er muligvis endnu større, end vi troede. Ikke kun beskytter det hjerneceller, det stimulerer også hjernevækst.

Tilstande som HIV, spiseforstyrrelser, hepatitis og demens kan føre til et tab af appetit. Over tid kan dette resultere i svær underernæring eller endda død. Forskere har fundet, at THC interagerer med den samme type receptorer i hypothalamus, der frigiver hormonet ghrelin, hvilket stimulerer sult. Faktisk kan THC endda få mad til at smage bedre.

I en undersøgelse blev det opdaget, at behandling af mus med THC effektivt ændrede deres tarmmikrober over tid. Indtagelse af cannabinoidet ændrede tarmenes mikrober i overvægtige mus til et mikrobielt samfund, der mere ligner magre mus. Derudover opdagede forskere, at THC behandling af antibiotikaresistente patogener succesfuldt dræbte bakterier som Methicillin-resistent Staphylococcus aureus (MRSA), når andre stoffer ikke kunne.

Udover de ovenstående medicinske effekter ved THC har molekylet også vist at være antiinflamatorisk, et potent antioxidant, anti-tumor agent, muskelafslappende, antiepileptisk mm.

Cannabidiol (CBD)

CBD er blevet beskrevet at kunne afhjælpe en lang række sundhedsmæssige problemer. Det stærkeste videnskabelige bevis er for dets effektivitet i behandling af nogle af de grusomste epilepsisyndromer i barndommen, såsom Dravet syndrom og Lennox-Gastaut syndrom (LGS), som typisk ikke reagerer på krampestillende medicin. I adskillige undersøgelser var CBD i stand til at reducere antallet af anfald, og i nogle tilfælde var det i stand til at stoppe dem helt. Videoer af virkningerne af CBD på disse børn og deres anfald er let tilgængelige på Internettet til visning, og de er ganske slående. For nylig godkendte FDA den første nogensinde cannabisbaseret medicin til disse tilstande, Epidiolex, der indeholder CBD.

CBD bruges ofte til at tackle angst, og for patienter, der lider af elendigheden ved søvnløshed, antyder undersøgelser, at CBD kan hjælpe med både at falde i søvn og at sove. CBD kan tilbyde en mulighed for behandling af forskellige typer af kroniske smerter. CBD anvendt på huden kunne hjælpe med at mindske smerter og betændelse på grund af gigt. En anden undersøgelse demonstrerede den mekanisme, hvormed CBD hæmmer inflammatorisk og neuropatisk smerte, to af de vanskeligste typer af kronisk smerte at behandle. Der er behov for mere undersøgelse hos mennesker på dette område for at underbygge påstandene fra CBD-fortalere om smertekontrol. Nogle CBD-producenter er blevet undersøgt for at vildlede og give påstande, således at CBD er en helbredelse mod kræft, hvilket den ikke er. Vi har brug for mere forskning, men CBD kan vise sig at være en mulighed for at håndtere angst, søvnløshed, kroniske smerter og hurtigere hele brækkede knogler. Forskerne målte derefter deres evne til at udføre en række kognitive opgaver, herunder social genkendelse, og sammenlignede resultaterne med den gruppe, der ikke fik behandling. Ifølge deres resultater tyder det på, at CBD kan ændre de negative virkninger, der opstår ved Alzheimer. Få originale artikler understøtter brugen af CBD til behandling af virusinfektioner som hepatitis C og herpes.

Cannabigerol (CBG)

CBG medvirker til at bekæmpe betændelse, smerter, kvalme og på at bremse spredningen af kræftceller. Forskning har vist, at molekylet også markant reducerer det intraokulære tryk i øjet forårsaget ved grøn stær. Cannabissorter med høje niveauer af CBG, vil være gavnlige til behandling af tilstande såsom inflammatorisk tarmsygdom, Crohns sygdom. CBG er en ikke-psykoaktiv cannabinoid, der ligner CBD. Faktisk, i hjernekemisk udtryk, er CBG det, der er kendt som en antagonist, fordi det griber ind og dæmper den euforiske følelse skabt af THC, som CBD også gør.

CBG har vist sig at være smertestillende, antibakteriel, reducerer anfald og kramper, antiinflammatorisk, beroligende, hæmmende på kræftcellevækst, knoglevækst fremmende og appetitstimulerende. Flere studier er i gang med at forske i yderligere medicinske effekter ved CBG, samt muligheden for at molekylet kan benyttes til at kurere sygdomstilstande som f.eks. kræft.

Cannabichromene (CBC)

CBC er ikke euforisk, så det producerer ikke en berusende følelse som THC. Årsagen, til at det ikke er euforisk, er, fordi det binder dårligt til CB1-receptorer i hjernen. Men CBC binder med andre receptorer i kroppen, der er knyttet til smerteopfattelse. Når CBC aktiverer disse receptorer, frigives forøgede niveauer af kroppens naturlige endocannabinoider som anandamid. Mens CBC helt sikkert har enestående fordele, mener forskere også, at det ser ud til at fungere synergistisk med andre cannabinoider, et udtryk kendt som entourage-effekten.

CBC som potentiel kræftbekæmper blev først offentliggjort i en 2006-undersøgelse, der så på andre cannabinoider end THC og deres mulige virkninger på kræft. Indtil videre har forskning fundet, at CBC meget effektivt hæmmer væksten af nye kræftceller (CBG var mest potent). CBC har yderligere vist at reducere smerte, og betændelse, akneudbrud og lette depressioner.

Cannabinol (CBN)

CBD og THC er de bedst kendte og mest studerede cannabinoider. Men CBN var faktisk det første cannabinoid, der blev identificeret af forskere. CBN forekommer naturligt i cannabisplanten, når planten ældes. Det sker over tid, når den opvarmes eller udsættes for ilt, så omdannes THC til CBN.

Undersøgelser med CBN har fundet, at det kan være et potent antibakterielt middel. I laboratorieforsøg blev CBN testet på stammer af MRSA-bakterier, der er resistente over for tradi-tionelle antibiotika. Forskere fandt, at det var et potent antibakterielt middel mod disse resistente stammer. CBN kan også være et stærkt neurobeskyttelsesmiddel. I et projekt brugte forskere CBN som en behandling af ALS og fandt, at det var i stand til at forsinke indtræden af sygdomssymptomerne. Et andet studie

antydede, at det kunne være et effektivt appetitstimulerende mid-
del. Da nogle undgår THC på grund af dets euforiske virkning,
kunne CBN potentielt tilbyde et alternativ for dem, der søger at
øge appetitten uden at blive euforisk, men mere forskning er
nødvendig. CBN har yderligere vist at være et potent antiinflam-
matorisk middel, der er i stand til at hjælpe patienter med gigt.
CBN kan også være nyttigt for dem, der lider af grøn stær. En
undersøgelse af kaniner fandt, at CBN (såvel som THC) reduce-
rer det intraokulære tryk, den største risikofaktor for grøn stær.
Stadig er forskning i tidlige stadier, og CBN har ikke vist sig at
være bedre end andre glaukomlægemidler. Flere studier er nød-
vendige for at vide, om cannabinoider effektivt kan erstatte tradi-
tionel behandling af grøn stær.

Cannabielsoin (CBE)

CBE er blevet opdaget i suspensionskulturer af Saccharum offi-
cinarum og Cannabis sativa under optimale vækstbetingelser.
Forbindelsen er også blevet opdaget i leveren fra marsvinet, der
modtog en intravenøs indgivelse af CBD en time tidligere. CBE
har ikke psykoaktive egenskaber, da molekylet stammer fra
CBD, der ikke giver euforisk virkning. I øjeblikket findes der me-
get få beskrevet farmakologiske anvendelser af CBE specifikt. I
en af de første undersøgelser, der vurderede dannelsen af CBE,

blev det fundet, at CBE havde virkning på induktion af søvn og påvirkning af kropstemperatur hos mus. Disse forsøg er ikke afgørende og beviser ikke nødvendigvis egenskaberne ved CBE. På trods af manglen på viden om CBE er mange forskere fortalere for entourage-effekten (cannabinoider, terpener, flavonoider osv.), der vil skabe en synergistisk effekt, som muligvis giver mere optimale sundhedsmæssige fordele end tilstedeværelsen af kun få forbindelser.

Cannabitriol (CBT)

Allerede før det blev opdaget at være et naturligt forekommende cannabinoid, blev CBT syntetiseret i 1971 af kemikeren Leslie Crombie, der oprindeligt kaldte molekylet "cytriliden cannabis", der gik ud fra, at han havde lavet en syntetisk kopi af et naturligt cannabinoid. Senere viste det sig, da et andet studie isolerede samme stof fra cannabisplanten, at det var et naturligt forekommende cannabinoid, Crombie havde skabt. Efter isolering af CBT er meget få forskningsundersøgelser om dets farmaceutiske virkning offentliggjort. En enkel undersøgelse viste, at CBT reducerer trykket i øjnene og muligvis har en potentiel virkning ved behandling af grøn stær. CBT findes i højeste koncentrationer i cannabisblomster med høje niveauer af CBD og lave niveauer af THC.

Terpeners medicinske effekt

Terpener er almindelige bestanddele af aromaer og dufte. Terpener er i modsætning til cannabinoider ansvarlige for aromaen af cannabis. FDA og andre agenturer har generelt anerkendt terpener som "sikre". Terpener virker på receptorer og neurotransmittere; de er tilbøjelige til at kombinere med eller opløses i lipider eller fedtstoffer. De fungerer som serotoninoptagelsesinhibitorer (svarende til antidepressive lægemidler som Prozac), forbedrer noradrenalinaktivitet (svarende til antidepressive lægemidler som Elavil), øger dopaminaktiviteten og forøger nervesignaler.

I en spektralanalyse var kemikere i stand til at identificere terpenerne i hver af deres cannabissort og udviklede et "smagshjul" til at hjælpe medicinske cannabispatienter med at beslutte deres valg af sort baseret på de ønskede effekter. Selvom et af de primære formål med hjulet var at markedsføre forskellige frø fra netop dette firma, er konceptet og det anvendte ordforråd blevet et uvurderligt værktøj for medicinske cannabispatienter, læger og producenter. Siden da har flere virksomheder udviklet deres egne terpen- og cannabishjul, omend af samme grunde; til at markedsføre deres egne produkter eller tjenester. Ved at kortlægge terpenprofiler er vi i stand til at forudsige og endda manipulere effekter og medicinsk værdi af sorter, hvilket giver opdrættere utallige muligheder for at udvikle nye, meget ønskede cannabissorter ved at basere avlsbeslutninger på reelle analytiske data. Jo mere vi er i stand til at kommunikere ved hjælp af det samme sprog, jo lettere er det for alle at forstå klart, hvilken medicin patienterne får. Imidlertid er der brug for mere specifik forskning for at forbedre nøjagtigheden i beskrivelsen og forudsigelsen af, hvordan terpener i cannabis kan bruges medicinsk til at hjælpe med at behandle specifikke lidelser og helbredsforhold.

	Myrcen	Pinen	Limonen	Caryophyllene	Linalool	Terpinolen	Terpineol	Humulen	Geraniol
Angst			•		•		•		
Appetithæmmende			•					•	
Bakterieinfektion	•	•	•	•	•		•	•	•
Depression	•	•							
Fordøjelsesproblemer	•				•		•		
Gigt			•						
Inflammation	•	•			•			•	•
Kræftceller	•		•	•	•			•	•
Nervesmerter					•				•
Psykose		•							
Smertestillende	•				•	•	•		
Svampeinfektion			•	•			•		•
Søvnproblemer	•				•	•	•		
Virusinfektion		•	•				•		

Figur 15: Terpeners formodede medicinske effekt effekt på mennesker. Vær opmærksom på at de fleste studier kun er bevist på celler og/eller forsøgsdyr. Kliniske studier er nødvendige

Myrcen

Aromaen er beskrevet som duften af jordbunden. Myrcen findes i humle, citrusfrugter, laurbærblade, eukalyptus, timian, citrongræs og mange andre planter. Beta-myrcen, er en monoterpen og den mest almindelige terpen produceret af cannabis (nogle sorter indeholder op til 60% af den essentielle olie).

Et højt myrcenniveau i cannabis resulterer i den velkendte beroligende effekt. Myrcen er et kraftig smertestillende, antiinflammatorisk, antibiotisk og antimutagent molekyle. Det blokerer virkningen af cytokrom, aflatoxin B og andre pro-mutagene kræftfremkaldende stoffer. Myrcen fungerer derudover som en hæmmer af mavesår og sår på tolvfingertarmen, hvilket antyder, at det ligeledes kan være nyttigt at indtage myrcen i forebyggelse af mave-tarmsygdomme. Dens beroligende og afslappende virkning gør det også ideelt til behandling af søvnløshed og smerter.

Da myrcen normalt findes i æterisk olie fra citrusfrugter, hævder nogle cannabisbrugere at spise en frisk mango en time før indtagelse af cannabis for at opnå hurtigere euforiske effekt med større intensitet.

Pinen

Pinen er en monoterpen og har karakteristiske aromaer af fyr- og grantræ. Der findes to strukturelle former af pinen i naturen: alfapinen og beta-pinen. Begge former er vigtige komponenter i fyrharpiks. Pinen er den mest udbredte terpen i naturen. Pinen findes i mange andre nåletræer samt i ikke-nåletræer. Det findes mest i balsamicoharpiks, fyrretræ og nogle citrusfrugter. Pinen er en af de vigtigste monoterpener, der er fysiologisk vigtige i både planter og dyr. Det har tendens til at reagere med andre kemikalier og danner en række andre terpener som f.eks. limonen.

Pinen bruges i medicinen som en antiinflammatorisk, slimløsende middel, bronkodilator og lokalt antiseptisk middel. Alfa-pinen har vist antitumoraktivitet og er blevet brugt som behandling af kræft i traditionel kinesisk medicin i mange år. Det antages også, at de euforiske virkninger af THC kan mindskes, hvis de kombineres med pinen.

Limonen

Limonen er en monoterpen og en af to hovedforbindelser dannet af pinen. Som navnet antyder, har sorter, der er høje i limonen, stærk citrusagtig lugt som appelsiner, citroner og limefrugter. Limonen er en vigtig bestanddel i skorper på citrusfrugt, rosmarin og pebermynte samt i flere fyrretræsolier. Planter bruger limonen som et naturligt insekticid for at afværge rovdyr. Limonen blev primært brugt i mad og parfume indtil for et par årtier siden, da det blev bedre kendt som den vigtigste aktive ingrediens i citrusrenser. Det har meget lav toksicitet, og bivirkninger er sjældent observeret.

Limonen absorberes let ved indånding og vises hurtigt i blodbanen. Det hjælper med absorptionen af andre terpener gennem huden og andet kropsvæv. Cannabissorter med høj limonenniveauer fremmer en generel løft i humør og holdning. Det er veldokumenteret, at limonen undertrykker væksten af mange arter af svampe og bakterier, hvilket gør det til et ideelt antimykotisk middel til lidelser såsom tåneglesvampe. Limonen kan være fordelagtig til beskyttelse mod forskellige kræftformer, og oralt optaget limonen gennemgår i øjeblikket kliniske forsøg i behandlingen af brystkræft. Det har yderligere vist sig, at limonen hjælper med at fremme vægttab og mindske angst.

Caryophyllene

Caryophyllene er en sesquiterpen, der findes i mange planter, såsom thailandsk basilikum, nelliker, kanelblade, sort peber og i mindre mængder i lavendel. Duften er blevet beskrevet som pebret, træagtig og/eller krydret. Caryophyllene bruges især til tyggegummi, hvor det kombineres med andre krydrede blandinger eller citrusaromaer.

Caryophyllene er den eneste terpen, der er kendt for at interagere med det endocannabinoide system. Undersøgelser viser, at caryophyllene hjælper til at effektivisere kræftbehandlingsforløb. Forskning viser, at caryophyllene selektivt binder til CB2-receptoren, og at det er en funktionel CB2-agonist. Caryophyllene kan være et fremragende terapeutisk middel til at forhindre nyresvigt forårsaget af kemoterapi-lægemidler mod kræft, såsom cisplatin. Smerteundersøgelser viser, at CBD og caryophyllene, administreret oralt, synes at være lovende kandidater til behandling af kroniske smerter på grund af deres høje sikkerhed og lave bivirkningsprofiler. Det viser sig yderligere, at sort peberolie, der indeholder høje mængder af caryophyllene, havde antioxidant og antiinflammatoriske egenskaber. Dette antyder, at cannabisplanter med høje caryophyllene-niveauer kan være nyttige til behandling af en række medicinske problemer, såsom gigt og nervesmerte.

Linalool

Linalool, en monoterpen med aromaer af blomster- og lavendelundertoner. Linalool er blevet isoleret i flere hundrede forskellige planter, hvor mynter og andre duftende urter er almindelige kilder. Laurbær, kanel, citrusplanter, birketræer og flere forskellige plantearter, der findes i tropiske klimazoner, producerer også linalool.

Sorter med høj linalool fremmer beroligende og afslappende effekter. Linalool har været brugt i århundreder som et søvnmiddel. Undersøgelser antyder også, at linalool øger immunforsvaret, kan reducere lungebetændelse markant og kan gendanne kognitiv og følelsesmæssig funktion f.eks. ved behandling af patient med Alzheimers sygdom. Linalool kan signifikant reducere lungebetændelse forårsaget af cigaretrøg induceret af tjæren, der dannes ved forbrænding af tobak. Derudover er linalool et vigtigt mellemprodukt i fremstillingen af vitamin E.

Terpinolen

Terpinolen er en almindelig bestanddel af salvie og rosmarin og er kendt for at have aroma som fyrretræer med svage urte- og blomsternuancer. Det har en sød smag, der minder om appelsiner og citroner. Dets største anvendelse er primært i sæber, parfume og insektmidler.

Terpinolen har vist sig at berolige det centrale nervesystem, og derved reducere spænding og smerte. Endvidere viste det sig, at terpinolen markant reducerede væksten af en række humane kræftformer.

Terpineol

Terpineol, en monoterpenalkohol, har aroma som syrener og blomster. Terpineol findes ofte i cannabissorter, der har høje pinenniveauer, der oftest maskerer de duftende aromaer af terpineol.

Terpineol vides at have beroligende og afslappende virkning samt reducerer angst. Det aktive stof udviser også antibiotiske, antioxidante og antimalariaegenskaber.

Humulen

Humulen, en sesquiterpen, findes blandt andet i humle og vietnamesisk koriander som naturligt forekommende stoffer. Humulen er det, der giver øl sin kendte aroma.

Humulen anses for at være antitumor, anti-bakteriel, antiinflammatorisk og undertrykker appetitten. Humulen er blevet brugt i generationer i kinesisk medicin til at afhjælpe vægttab ved at fungere som en appetitdæmpende middel. En undersøgelse fra 2003 viste, at humulen, specielt i samspil med andre terpener og cannabinoider, dræbte kræftceller signifikant. Nyere undersøgelser konkluder, at humulen er lige så effektiv i forhold til antiinflammatorisk virkning, som det steroide lægemiddel dexamethason.

Geraniol

Geraniol producerer en sød, dejlig lugt, der ligner aromaen fra roser. Dette gør geraniol til et populært valg for mange bade og kropsprodukter. Det er også kendt for at være et effektivt myggemiddel.

Geraniol viser effektivitet i behandlingen af nervebetændelse, samt mikrobiel og bakteriel bekæmpelse. Yderligere er geraniol bevist at kunne bekæmpe frie radikaler og have antioxidant-, og anticanceregenskaber.

Flavonoiders medicinske effekt

Flavonoider har relevante farmakologiske effekter såsom; antioxidant, antiinflammatorisk, antiallergisk, antibiotikum, antidiarré og mod kræft. Det har ikke været muligt at bevise en antioxidant-aktivitet på forsøgsmodeller, ligesom det ikke har været muligt at relatere det til nogen effektivitet i behandling af kræft. Nogle undersøgelser ser ud til at indikere, at en diæt rig på flavonoider kan mindske risikoen for kræft, men der er ingen signifikant statistik vedrørende denne påstand.

	Cann-flavin A, B, C	Vitexin	Isovitexin	Kaemp-ferol	Apigenin	Quercitin	Luteolin	Orientin
Angst					•			
Appetithæmmende				•				
Bakterieinfektion								•
Depression				•				•
Diabetes				•			•	
Fordøjelsesproblemer				•				
Gigt				•				
Hjertekarsygdomme				•				•
Inflammation	•	•	•	•		•	•	•
Knoglesygdomme				•				
Kræftceller		•	•	•			•	•
Nervesygdomme	•	•		•	•		•	
Organtransplantation				•				
Smerter	•	•						
Svampeinfektion		•		•	•	•	•	
Søvnproblemer				•				
Virusinfektion						•		•

Figur 16: Flavonoiders formodede medicinske effekt effekt på mennesker. Vær opmærksom på at de fleste studier kun er bevist på celler og/eller forsøgsdyr. Kliniske studier er nødvendige

Cannflavin A, B og C

Cannflavin A, cannflavin B og cannflavin C findes udelukkende i cannabisplanten og udgør kun omkring 0,014% af plantens vægt. De tre cannflaviner har alle antiinflammatorisk potentiale og har vist at hæmme inflammation i nervebanerne. Cannflavin A og B har vist at have 30 gange bedre effekt end acetylsalicyl-syre (Aspirin; et febernedsættende, smertestillende og antiin-flammatorisk stof). Et studie fra 2019 fremhæver en koncentrati-onsafhængig stimulans og nervebeskyttende rolle af cannflavin A ved nervetoksicitet. Effektiviteten af cannflaviner kan lede til yderligere forskning rettet mod neurodegeneration (død af ner-veceller) i Alzheimers sygdom.

Vitexin og Isovitexin

Både vitexin og isovitexin er molekyler, der bruges ofte i kinesisk medicin. Vitexin har for nylig fået øget opmærksomhed på grund af dets brede vifte af farmakologiske virkninger, herunder anti-oxidant, anticancer, antiinflammatorisk, smertestillende og ner-vebeskyttende virkning. Isovitexin udviser også forskellige biolo-giske aktiviteter som reduktion af betændelse og kræfttumorer. Seneste forskning har antydet, at vitexin og isovitexin kan være potentielle erstatning for lægemidler mod mangfoldighedssyg-domme.

Kaempferol

Flavonoiden kaempferol ser ud til at have en antidepressiv effekt. På grund af dets antiinflammatoriske egenskaber kan det bruges til behandling af adskillige akutte og kroniske inflammationsindu- cerede sygdomme, herunder slidgigt og colitis (betændelse i tyk- tarmen), samt knogletab og akut lungeskade. Derudover har ka- empferol vist virkninger mod kræft, leverskade, fedme og diabe- tes, nervebetændelse og hjerte-kar-sygdomme.

Apigenin

Apigenin har vist sig at reducere de sekundære virkninger af ci- closporin A, et immunsuppressivt middel indgivet under organ- transplantationer for at undgå afvisning af det transplanterede organ. Det er også bevist, at apigenin er i stand til at stimulere signalering af nerverne, fungerer som et angstdæmpende og be- roligende middel og spiller højest sandsynlig en stor rolle i entou- rage-effekten ved cannabis indtagelse.

Quercitin

Quercitin virker beskyttende overfor virus ved at nedbryde virus- enzymer. Quercitin kan også indgå i synergi med cannabino- iderne og derved øge de antiinflammatoriske virkninger i kroppen. En nylig undersøgelse antyder, at quercitin kan have terapeutisk anvendelighed ved behandling af fibromyalgi på grund af dets antiinflammatoriske virkninger. Vær opmærksom på, at quercitin nedbryder enzymet monoamine oxidase (MAO) og kan derfor muligvis hæmme optagelsen af bestemte lægemidler.

Luteolin og Orientin

Både luteolin og orientin (luteolinglukosid) har vist sig at have farmakologiske virkninger som antioxidanter, antiinflammatorier, antibiotika og som midler mod kræft i prækliniske studier. Undersøgelser har vist, at luteolin har fordelagtige nervebeskyttende, antioxidante og immunmodulerende egenskaber. Tidlige studier bekræfter muligheden for at anvende Luteolin ved multiple sklerose. Kliniske forsøg viser effektiviteten af luteolin på autisme, diabetes type 2 og nogle former for kræft. Orientin er bevist at være antioxidant, antiaging, antiviral, antibakteriel, antiinflammatorisk, hjertebeskyttende, strålingsbeskyttende, nervebeskyttende samt antidepressivt.

Kapitel 6

Indtagelse af cannabismedicin

Indtagelse af cannabismedicin

For at benytte cannabis som medicin er det vigtigt at have sat sig godt ind i, hvilke medicinske virkninger de enkelte aktivstoffer udgør. I forrige kapitel blev cannabinoider, terpener, flavonoider samt deres entourage-effekt skitseret. Derudover er det vigtigt at have kendskab til koncepter som, hvordan man aflæser resultater fra cannabisanalyse, hvilke doseringsmetoder, der findes til at indtage cannabis, doseringsmængde, samt hvordan man skal agerere første gang, man begiver sig ud i at bruge cannabis til medicinsk formål.

Analyseresultater

Idet de medicinske og rekreative cannabismarkeder fortsætter deres stadige stigning mod legitimitet, halter efterspørgslen efter laboratorietestede produkter langs den. Cannabistest er den videnskabelige proces til måling af forskellige kemikalier og forbindelser i produktet. De kan måle fordelagtige bestanddele som cannabinoider og terpener eller uønskede forurenende stoffer, såsom pesticider, skimmelsvampe og restopløsningsmidler (solventer). Cannabisprodukter kan og bør analyseres, således patienter og forbrugere har muligheden for at vide præcis, hvad produktet indeholder. Derudover giver det mulighed for at forsikre sig om cannabisproduktets kvalitet. En analyse bør altid indeholde oplysninger om profil og potens af cannabinoider og terpener samt indhold af solventer, mikroorganismer og pesticider.

Ved hjælp af analyser kan forbrugere danne sig et overblik over, hvilke medicinske effekter aktivstofferne vil bidrage med. Figur 17 viser eksempel af tre forskellige prøver af medicinsk cannabisprodukter.

Cannabisprodukt 1	
THC:	17%
CBD:	0.5%
THCA:	0.4%
CBDA:	0.1%
CBN:	0.0%
Myrcene:	0.05
Terpinolene:	0.01
Alfa-pinene:	0.02
Limonene:	0.12
Humulene:	0.00
Beta-caryphyllene:	0.49
Pesticider:	Ikke observeret
Solventer:	Ikke observeret
Bakterier:	Ikke observeret
Svampe:	Ikke observeret

Cannabisprodukt 2	
THC:	0.7%
CBD:	15%
THCA:	0.5%
CBDA:	0.7%
CBN:	0.5%
Myrcene:	4.50
Terpinolene:	6.40
Alfa-pinene:	0.51
Limonene:	0.00
Humulene:	0.00
Beta-caryphyllene:	0.12
Pesticids:	Not detected
Solvents:	Not detected
Bacteria:	Not detected
Mold:	Not detected

Cannabisprodukt 3	
THC:	11%
CBD:	12%
THCA:	0.2%
CBDA:	0.3%
CBN:	0.0%
Myrcene:	0.25
Terpinolene:	0.01
Alfa-pinene:	9.22
Limonene:	0.12
Humulene:	6.10
Beta-caryphyllene:	0.49
Pesticids:	ND
Solvents:	ND
Bacteria:	ND
Mold:	ND

© potentialetafcannabis.dk

Figur 17: Kemisk analyse af den procentvise koncentration af cannabinoider, milligram per milliliter (mg/ml) terpener samt observation af pesticider, solventer og mikroorganismer i tre forskellige cannabisprodukter

Cannabisprodukt 1: Indeholder høje mængder af THC og meget lille koncentration af CBD. Dette produkt vil derfor have dominerende effekter fra THC og være signifikant psykoaktiv (afhængig af forbrugerens tolerance for THC). Den medicinske virkning vil blandt andet ses som smertestillende, reduceret kvalme og opkastninger, forøget appetit samt lavere blodtryk. Det højeste niveau af terpener ses i form af beta-caryophyllene (antiinflamatorisk, smertestillende, forbedring af fordøjelse). I alt er indholdet og sammensætningen af terpener meget lav. Det er vigtigt at notere, at dette produkt ikke havde nogle pesticider, solventrester eller mikroorganismer observeret i analysen.

Cannabisprodukt 2: Indeholder høje niveauer af CBD og lave niveauer af THC. Dette produkt vil derfor have overvejende dominerende CBD-effekter (smertelindring, mindre angst og depression, færre epileptiske anfald og antiinflammatorisk virkning) uden euforisk påvirkning. Da produktet indeholder koncentrationer af CBN, kan medicinsk lindring mod grøn stær og søvnløshed opnås. I produktet findes høje koncentrationer af terpenerne myrcen (beroligende, smertelindrende) samt terpinolene (beroligende, reducere angst). Som med det første produkt bemærkes det, at der ikke er fundet pesticider, solventer eller mikroorganismer i cannabisprodukt nummer 2, som er en vigtig faktor ved medicinsk cannabis. Vær opmærksom på, at analyser ofte laves på engelsk, som vist i dette eksempel.

Cannabisprodukt 3: Er en 1:1 ratio af THC og CBD. Dette vil sige, at forholdet mellem koncentrationerne er nogenlunde ens. CBD vil mindske den psykoaktive effekt af THC, men da indholdet af THC stadig anses for højt, vil nogle forbrugere opleve en højere euforisk følelse end andre alt efter tolerancen for THC. Forbruger man cannabis dagligt, vil påvirkningen være mindre end for forbrugere, der første gang prøver cannabisprodukter. Den medicinske virkning vil ses som smertestillende, reduceret angst og depression, reduceret kvalme og opkastninger, forøget appetit, antiinflammatorisk og for nogle give lavere blodtryk.

Terpeneindholdet i produktet er domineret af afla-pinene (antiin-flamatorisk, fokus- og hukommelsesforstærkning). Som med de to andre produkter bemærkes det, at der ikke er fundet pestici-der, solventer eller mikroorganismer. I dette eksempel er brugt forkortelsen ND (not detected), som oftest ses på laboratorieana-lyser.

Ratio og koncentration

Resultaterne vist i figuren svarer til den faktiske koncentration af cannabinoider til stede i prøven. Disse resultater er angivet i % w/w (vægt ift. vægt). For eksempel, hvis en prøveanalyse gav 10% CBD, betyder dette, at der er 10 gram CBD (og 90 gram andre stoffer) i 100 gram produkt. Hvis en prøve har 5% CBD, betyder det, at der er 5 gram CBD i 100 gram produkt.

Hvis det ønskes at vide, hvilken mængde cannabinoider, der er i en bestemt mængde af prøven, skal der først bestemmes pro-duktets densitet. Dette gøres ved at måle produktets volumen så præcist som muligt f.eks. 100 milliliter (ml) og veje det. For ek-sempel, hvis en prøveanalyse viser 10% CBD, og vægten på 100 ml af produktet er 95 gram, er beregningen, der skal foretages:

CBD i en mængde på 100 ml = 95 g x 10% CBD

I dette eksempel ville 100 ml produkt have 9,5 gram CBD, eller 0,095 gram per ml produkt, hvad der er det samme som 95 milligram (mg) per ml produkt.

Ved ratio forstås, hvor meget der findes af et stof i forhold til et andet. I dette tilfælde kan der benyttes THC:CBD forholdet. Hvis et produkt er angivet som 1:5 THC:CBD, vil det indeholde 1 del THC til 5 dele CBD. Sagt på en anden måde indeholder produktet altså 5 gange så meget CBD som THC.

Kendes ratioen af et cannabisprodukt, er det muligt at vide, om produktet vil give anledning til euforisk effekt. Generelt anbefales det at indtage produkter med høj CBD ratio, over 1:10 THC:CBD, for personer, der ikke har afprøvet cannabis før. Ratio, der ligger under 1:10, kan give psykoaktiv virkning for nogle patienter.

Hvis der på et produkt oplyses koncentrationen af 20 mg THC og 10 mg CBD pr 1 ml olie, kan ratioen findes ved at dividere 20 mg THC med 10 mg CBD, der giver 2:1. Produktet indeholder altså 2 gange (dobbelt) så meget THC som CBD. Vær opmærksom på, at fordi der kendes ratioen, kendes der ikke nødvendigvis koncentrationen. Et produkt med en 2:1 THC:CBD ratio kan indeholde 20 mg THC og 10 mg CBD, men det kan lige så godt indeholde højere eller lavere koncentrationer, som f.eks. 200 mg THC og 100 mg CBD.

Det er afgørende at kende koncentrationen af cannabinoider i et cannabisprodukt for at kunne dosere de rigtige mængder.

Kendes koncentrationen, kan man ved hjælp af simpel matematik finde ratioen, der fortæller, hvilke medicinske effekter, der kan forventes, herunder om produktet virker psykoaktivt.

Decarboxylering

Hvis det ønskes at vide, hvor potent et cannabisprodukt er, hjælper det med at forstå forskellen mellem THCA og THC, og hvordan det ene konverteres til det andet. Cannabis fremstiller ikke THC, men THCA, som ikke giver en euforiserende virkning. THCA kan omdannes til THC gennem decarboxylering. Dette forekommer typisk i form af varmeenergi, som forbrugeren anvender. Når en lighter, vaporizer eller ovn opvarmer cannabisproduktet, konverteres THCA til THC.

Total mængde THC henviser normalt til, hvor meget THC, der vil være til stede i procent af tørvægt, efter THCA er blevet omdannet til THC. I et eksempel er "total mængde THC" angivet som 21,35%. THC blev angivet til 1,0% og THCA til 23,2%. Bør den totale mængde THC således ikke være 24,2%? I en enkel sætning vil svaret være: nej. Man kan ikke bare lægge THC- og THCA-procentniveauerne sammen. For det første er THC ikke så tungt et molekyle som THCA, faktisk kun 87,7% af molekylvægten af THCA. For det andet er det ikke garanteret, at alle THCA molekyler omdannes til THC. Ved meget høje temperaturer kan nogle af THC molekylerne nedbrydes til CBN. Analyse-laboratorier estimerer, at 75% er en repræsentativ øvre grænse for, hvilken brøkdel af THCA, der kan decarboxyleres til THC. Ovenstående gælder naturligvis ikke kun for decarboxylering af THCA til THC, men ligeledes andre cannabinoiders konvertering (CBDA til CBD, CBCA til CBC).

Selvom denne type beregninger giver et mere nøjagtigt skøn over de endelige THC-niveauer, er det i praksis meget vanskeligt at vide, hvad den faktiske THCA til THC-konverteringseffekt vil være. Det afhænger blandt andet af hvor længe cannabisblom-sten udsættes for varme og den nøjagtige opvarmningstempera-tur. Forskellige fordampningstemperaturer og produkter påvirker, hvor effektivt THCA omdannes til THC i både blomster- og can-nabisekstrakter. Opvarmning af cannabisekstrakter ved 200 °C i fem minutter resulterer i næsten 100% decarboxylering af THCA til THC uden dannelse af CBN. Decarboxylering af THCA til THC begynder at forekomme ved ca. 105 °C. Når temperaturen derfra øges, vil andre forbindelser som terpener begynde at fordampe. Ved endnu højere temperaturer begyndes en forbrænding. Dette vil ikke kun påvirke niveauer af terpener men også THC og andre cannabinoider. Desuden kan forbrænding producere biproduk-ter, der kan være farlige for helbredet. Forbrænding af cannabis ved over 700 °C vil sandsynligvis resultere i en højere decarbo-xyleringshastighed, men også produktion af potentielt skadelige biprodukter. Derudover fører temperaturer, der er for høje, til tab af terpener, som er vigtige for entourage-effekten.

Det skal nævnes, at cannabinoider, der ikke er decarboxylerede som f.eks. THCA og CBDA, har vist at have mange gavnlige medicinske effekter. Derfor fokuserer flere virksomheder nu på at fremstille cannabisprodukter, der ikke er opvarmet og derfor besidder andre egenskaber end deres decarboxylerede udgaver.

Urenheder

Cannabis, der sælges på det sorte marked, har vist sig at indeholde en bred vifte af insekticider og fungicider der indeholder toksiner. Dertil kommer, at narkotikahandlere kan blande cannabis med andre psykoaktive stoffer, såsom paraquat, lyserginsyrediethamid (LSD) eller opium, hvilket øger den opfattende styrke, men også markant bivirkninger. I en hashprøve blev fundet op til 25% opium og kamfer. 8.000 forskellige prøver af cannabis blev analyseret og fyldestoffer, der inkluderede tobak, heroin, methamfetamin, LSD, belladonna, syntetisk cannabis og adskillige andre giftstoffer, blev observeret.

Menneskeskabte og naturligt dannede toksiner er ikke de eneste urenheder, der findes på cannabisplanten. Da cannabis er en naturligt voksende afgrøde, vokser mange biologisk aktive organismer også på planten. Det er velkendt og godt beskrevet, at sporer af svampe infesterer cannabis. En af de vigtigste svampearter, der findes på cannabis, er Aspergillusarter, mere specifikt Aspergillus fumigatus, der er kendt for at producere aflatoxiner, som kan have alvorlige akutte bivirkninger. Aflatoxinerne kan selv overleve i årevis på cannabisplanten, tørrede afklippede blomster såvel som produkter ekstraheret med og uden solventer. Disse toksiner producerer generelt ikke reaktioner hos sunde unge personer, men kan give livstruende reaktioner hos ældre voksne og især hos patienter med nedsat immunforsvar. Svampesporer er ikke de eneste organismer, der kan overleve på cannabisplanten; bakterier har også vist sig at vokse, overleve og reproducere på cannabis. På samme måde, som med svampe, kan bakterier være farlige at indtage for patienter med nedsat immunforsvar.

Der findes i dag håndholdt udstyr, der kan analysere indhold af de mest kendte cannabinoider og terpener, samt oplyse om urenheder. Herved har patienter eller forbrugere, der benytter sig af ikke-laboratorietestet cannabis, mulighed for selv at få en klarhed over, hvilket produkt de i realiteten sidder med. Amerikanske virksomheder sælger analyseapparater til forbrugerne for ca. 4000 danske kroner. Skal man have analyseret cannabisprodukter hos akkrediterede analysefirmaer i Danmark, kan det koster op imod 100.000kr.

Biotilgængelighed

Biotilgængelighed er et udtryk, der er afgørende for forståelsen af farmakologi, der henviser til den grad og hastighed, hvormed et lægemiddel absorberes af kroppens system. Når man prøver at forstå, hvordan ethvert lægemiddel og specielt medicinsk cannabis absorberes og omsættes i kroppen, er forståelse af biotilgængelighed nøglen. I det væsentlige bestemmer biotilgængeligheden effektiviteten af lægemidlerne ved at give os en idé om, i hvilket omfang og hvor hurtigt den medicinske cannabis, der tages, bliver aktiv på det ønskede sted i kroppen.

Basislinjen for biotilgængelighed for ethvert stof er intravenøs injektion. Ethvert lægemiddel, der tages på denne måde, har 100% biotilgængeligt, da stoffet øjeblikkeligt absorberes i blodbanen. Imidlertid er der ingen intravenøse formuleringer af medicinsk cannabis, så i stedet skal den medicinske cannabis, der tages af patienter, omgå forskellige biologiske hindringer afhængigt af den anvendte administrationsvej.

Virkning	Højeste effekt	Effektens varighed	Produktvariant	Bemærkning
Inhalation 1-2 minutter	30 minutter	1-4 timer	• Rygning (joints, bong...) • Vaporisering (fordampning)	• Vaporisering sundere end rygning • Nem at dosere da effekter opnås straks
Oralt 30-90 minutter	2-3 timer	6-8 timer	• Olie • Kapsler • Tabletter	• Svær at dosere: start med små doser, re-doser hvis ingen effekt efter 90 minutter • THC omdannes til et mere potent molekyle i leveren; selv små doser kan give stor eufori • Oftes ingen lugt og nem leveringsmetode
Sublingualt 15-60 minutter	1-2 timer	1-6 timer	• Olie • Tinktur • Spray • Opløselig film	• Oftes ingen lugt og nem leveringsmetode
Rektalt 15-30 minutter	1-2 timer	2-8 timer	• Stikpille	• THC optages kun rektalt ved at binde molekylet med andre molekyler som f.eks. hemisuccinate
Topikalt 15-30 minutter	1-2 timer	Op til 12 timer	• Plaster • Creme • Gel	• Påføres i første omgang på et ikke-berørte område af huden for at teste for allergi • Påføres kun udvortes, hvor der er ømhed, rødme eller tørhed

Figur 18: Sammenligning af de fire mest præfereret og anvendte doserings-metoder

Farmakokinetik

Farmakokinetik er beskrivelsen af lægemidlers optagelse, metabolisme, fordeling og udskillelse i den organisme, de indgives i. Farmakokinetik er altså, hvad kroppen gør ved lægemidlet. Transformationen af cannabinoider fra urtepræparater til regulerede receptpligtige lægemidler skrider hurtigt frem. Udviklingen af cannabisholdige lægemidler kræver velkontrollerede kliniske forsøg for objektivt at fastlægge terapeutisk effektivitet, dosisområder og sikkerhed. Et farmaceutisk doseringssystem, der muliggør effektiv og ensartet dosering af blandt andet THC og CBD, skal være designet til at sikre tilstrækkelig og reproducerbar biotilgængelighed, udvise dosisproportionalitet og være så praktisk som muligt at dosere for at sikre patienternes overholdelse af behandlingen. Biotilgængeligheden af cannabinoider varierer markant afhængigt af indgivelsesmåden. Når der ryges eller fordampes, afhænger eksponeringen af intensiteten af indånding og åndedrætsbeslag. Biotilgængeligheden af cannabinoider varierer yderligere mellem tunge og lejlighedsvise brugere. Cannabinoiders farmakokinetik i det hydrofile tarmmiljø er lavt og kan interferere med tarmens absorption. Ved brug af orale produkter er optagelsen af cannabinoider langsom og uberegnelig, undertiden uforudsigelig, og påvirkes af gastrisk pH og mad. Ved oral indtagelse af THC nedbrydes molekylet i leveren ved hydroxylering og oxidation katalyseret af CYP450-enzymer. Ud fra dette dannes flere hundreder nedbrydningsprodukter, hvor 11-OH-THC (psykoaktivt) og THC-COOH (ikke-psykoaktivt) er de mest dominerende. 55% af THC udskilles med fæces (oftest 11-OH-THC) og cirka 20% med urinen (oftest THC-COOH).

Cirka 90% af den tilgængelige THC transporteres rundt i organismen med plasmaet, mens resten er bundet til de røde blodlegemer. På grund af sin høje fedtopløselighed fordeles THC til fedtvæv og organer med stor blodgennemstrømning (hjerne, muskel, lever, lunge og milt), hvilket resulterer i et pludseligt fald i plasmakoncentrationen. Her frigives det langsomt fra vævet, til det er blevet akkumuleret tilbage til blodbanen.

Doseringsmetoden, der vælges, vil indeholde forskellige styrker af cannabisplantens aktivstoffer, herunder cannabinoider. Normal måles der efter THC og CBD koncentrationer i cannabisprodukter. Hver doseringsmetode har sine fordele og ulemper og har stor betydning for, hvilken medicinsk virkning patienten vil opnå. Cannabisprodukter kommer i variationer, så der er mulighed for mange forskellige slags præparater. Når der kommer dansk dyrket cannabis til forsøgsordningen, vil der formentlig være produkter til mange flere forskellige doseringsmetoder, end der er i dag (blomst og olie på kapsel). Desuden vil vi også se en innovation inden for hver doseringsmetode, så indtagelsesstandardiseringen bliver højere, mere præcis og mere effektiv.

De forskellige doseringsmetoder, der findes på markedet, har ikke samme virkning. Det er derfor vigtigt at sætte sig ind i, hvilke doseringsformer, der bedst vil fungerer for hver enkel patient, der ønsker at bruge medicinsk cannabis.

Nedenfor er sammenfattet studier, der har analyseret forskellige doseringsmetoder af cannabispræparater med en gennemsnitlig koncentration af THC. Rapporteret biotilgængelighed (optagelse til blodbanen) af THC ud fra en given doseringsmetode er ligeledes berettet. Mængden samt frekvens per dag er beregnet ud fra en anbefalet doseringsmængde på 15-130 mg THC per dag.

Vær altid opmærksom på, at det endocannabinoide system fungerer forskelligt fra person til person! Det er derfor vigtigt altid at prøve sig frem med doseringsmængde og doseringsmetode, da effekten vil variere. Start med små doser og øg langsomt, hvis ingen virkning opnås. Nedenstående anbefalinger tager kun højde for THC indhold. Der er brug for opdaterede retningslinjer for medicinsk cannabis ift. specifikke doseringsmetoder, hvor alle plantens aktivstoffer evalueres.

Inhalation

Rygning 1 g blomst
200 mg THC

*Biotilgængelighed pr.
dosis:* 30%
= 60 mg THC / g

Mængde pr. dag:
fra 0.2 til 2 gram

Frekvens pr. dag:
1-6 gange

Vaporisering 1 g voks
(ekstrakt)
650 mg THC

*Biotilgængelighed pr.
dosis:* 60%
= 390 mg THC / g

Mængde pr. dag:
fra 0.04 til 0.3 gram

Frekvens pr. dag:
1-6 gange

Oralt

Ethanol/CO$_2$ 1 g
50 mg THC

*Biotilgængelighed pr.
dosis:* 12%
= 6 mg THC / g

Mængde pr. dag:
fra 3 til 21 gram

Frekvens pr. dag:
2-4 gange

Butan 1 g
700 mg THC

*Biotilgængelighed pr.
dosis:* 12%
= 84 mg THC / g

Mængde pr. dag:
fra 0.2 til 1.5 gram

Frekvens pr. dag:
2-4 gange

Sublingualt

Alkohol 1 g
25 mg cannabinoider

*Biotilgængelighed pr.
dosis:* 20%
= 5 mg THC / g

Mængde pr. dag:
fra 3 til 26 gram

Frekvens pr. dag:
3-4 gange

Glycerin 1 g
15 mg cannabinoider

*Biotilgængelighed pr.
dosis:* 20%
= 3 mg THC / g

Mængde pr. dag:
fra 5 til 43 gram

Frekvens pr. dag:
3-4 gange

Rektalt

Stikpille
5 mg THC-HS

*Biotilgængelighed pr.
dosis:* 25%
= 1.25 mg THC / g

Mængde pr. dag:
fra 12 til 100 gram

Frekvens pr. dag:
3-12 gange

THC optages kun rektalt
ved at binde molekylet
med f.eks.
hemisuccinate

Topikalt

Plaster
12 mg THC

*Biotilgængelighed pr.
dosis:* 100%
= 12 mg THC

Mængde pr. dag:
fra 1 til 10 gram

Frekvens pr. dag:
1-4 gange

**Salver, cremer, lotion,
balsam**
Der er ingen tilgængelige
oplysninger om
doseringsanbefalinger

© potentialetafcannabis.dk

*Figur 19: Eksempler på biotilgængelighed og doseringsanbefalinger ved for-
skellige doseringsformer*

Inhalation

Inhalation (indånding) er den hurtigste metode til at opnå en effekt. Når en patient inhalerer cannabis, kommer hovedparten af aktivstoffer ind i kroppen gennem lungerne, hvor de føres direkte ind i forbrugerens blodstrøm. Effekten er næsten øjeblikkelig. For nogle mennesker, der bruger cannabis medicinsk, er inhalation meget effektivt til hurtigt at stoppe symptomer, svarende til brugen af en inhalator til et astmaanfald. I en undersøgelse fra 2007 rapporterede personer, der indtog cannabis via inhalation, at de følte virkningen af medicinen inden for få minutter med maksimale virkninger omkring en time efter indtagelse, og den samlede varighed af virkningerne var to timer. En anden fordel ved indånding er evnen til let at opnå den rette dosis, hvilket gør overforbruget mindre sandsynligt. Det er imidlertid vigtigt at bemærke, at der kan være betydelig variation på grund af faktorer såsom cannabinoidindhold, dybde og længde af inhalation og tidligere eksponering for cannabis (tolerance).

Der er to måder at inhalere cannabis på; ved at ryge og fordampe. Rygning af cannabis involverer at brænde blomsterne og indånde de aktive komponenter i planten, der frigives. Fordampning (vaporization) fungerer på samme måde, men planten brændes ikke. Den opvarmes snarere til en temperatur, hvor de aktive ingredienser i planten frigives som damp, der indåndes af forbrugeren. Fordampning er et sundere alternativ til rygning, fordi det eliminerer irritationen i halsen og lungerne, der opstår, når høj varme forbrænder organisk stof. Påståede farer ved rygning af cannabis er imidlertid ikke påvist tydeligt i den videnskabelige litteratur. I en artikel fra 2012 deltog over 5000 forsøgspersoner i løbet af 20 år i et projekt, der viste, at lejlighedsvis og lavt forbrug af cannabis ikke var forbundet med bivirkninger på lungefunktion.

Mens vaporisering (fordampning) er et godt alternativ til rygning, er der problemer med den nye bølge af oliebaserede vaporizere (fordampere/e-cigaretter). Disse nye vaporizers har revolutioneret den måde, mange mennesker bruger cannabis på. De er imidlertid ikke testet for sikkerhed eller effektivitet over tid i store prøver. Langt de fleste af disse apparater bruger olier, der er koncentrerede former for cannabis. Mens blomster kan indeholde 5-20% THC, indeholder de koncentrerede olier op til 80% THC. Dette er måske for stærkt for en nybegynder og doseringsmængden vil være sværere at håndtere. Samlet set er der behov for mere forskning og test af disse produkter. Inden for inhalationsmetoder, såsom rygning, er THC-biotilgængeligheden gennemsnitlig på 30%. Få studier viser, at vaporisering af cannabisekstrakt med en fordamper af høj kvalitet, kan øge biotilgængeligheden til 61%. Inhalering giver en hurtig, men kortvarig virkning, og der rapporteres derfor en højere doseringsfrekvens ved denne metode end ved andre.

Oralt

Oral doseringsmetode kan være i form af spiselige, tinkturer, kapsler eller olier. Effektens begyndelse ved oral indtagelse er langsommere, virkningerne er stærkere og varer længere end ved inhalering. Mennesker, der indtager cannabis oralt, rapporterer normalt, at de føler virkningerne inden for tredive minutter til en time, og nogle gange længere, med højeste effekter efter to timer. Den samlede varighed af effekter strækker sig så langt som otte timer. Dette skyldes, at cannabinoiderne under fordøjelsesprocessen gennemgår en kemisk transformation, der gør dem stærkere. Folk, der bruger cannabis medicinsk til langvarig kronisk smerte, foretrækker ofte oral indtagelse, fordi det varer længere, og de behøver ikke at konsumere så ofte. Imidlertid er cannabis, der indtages oralt, vanskeligt at dosere korrekt på grund af den øgede virkningstidspunkt.

Oral THC viste kun 4% til 12% biotilgængelig med meget variabel absorption. Forskere antyder, at variabel absorption, nedbrydning af produktet i maven og signifikant omsætning af THC til aktive og inaktive metabolitter i leveren kan være den underliggende årsag til, hvorfor denne doseringsmetode har så lav biotilgængelighed.

Sublingualt

Cannabis kan komme ind i blodstrømmen, når den placeres under tungen og holdes i munden, kaldet sublingual anvendelse. Inde i munden findes et stort antal blodkar, der kan absorbere cannabinoider. Almindelige eksempler på denne type produkter inkluderer opløselige film, mundhulespray, medicinske sugetabletter eller tinkturer. Sativex, et klinisk godkendte medicin, leveres som en mundhulespray. Begyndelsestidspunktet for denne doseringsmetode svarer til dem, der ses ved oral levering, men nogle studier har dog rapporteret om tidligere indtræden og oftere kortere varighed af effekten.

Biotilgængelighed ved levering gennem mundhulen varierer fra 4-20%. Mange betragter sammenligneligt indtagelse af cannabinoider gennem mundhulen med inhalering i forhold til farmakokinetik, simpelthen fordi cannabinoiderne optages gennem lignende slimhinder til absorption i blodbanen.

Rektalt

Rektal indgivelse af THC har vist at være cirka det dobbelte af den orale doseringsmetode på grund af højere absorption og lavere omsætning af molekylet. Dette antyder, at rektal administration kan være meget værdifuld for dem, der lider af mave-tarm-relaterede problemer.

En undersøgelse beskrev om rektal absorption af cannabis, hvor ingen testpatienter, da de prøvede cannabisolie i kakaosmør, oplevede signifikant virkning. Analyse af deres plasma afslørede ubetydelige THC- og CBD-niveauer, da endetarmen ikke optager fedtopløselige stoffer effektivt. Produkter udvundet fra cannabisplanten er ikke bevist at blive absorberet i tarmen ved rektal anvendelse. THC kan dog absorberes, hvis molekylet er bundet til et andet separat molekyle. Resultaterne viste ingen rektal biotilgængelighed af THC, men da cannabinoiderne blev omdannet til en kombination med molekylet ester hemisuccinat (THC-HS), steg biotilgængeligheden til 13,5%, og den gennemsnitlige opholdstid for THC i blodet var 5,8 timer. THC-HS er vandopløseligt, hvorfor det opløses i det vandige miljø i tarmen. Bivirkninger forbundet herved skal stadig undersøges nærmere.

Topikalt

En sidste måde at optage cannabis er gennem applikationer til huden (topikal anvendelse). Disse kommer i form af lotioner, salve, badesalte og olier, der påføres direkte på det berørte hudområde. Huden har en relativt kompleks absorptionsproces, der er baseret på et molekyles evne til at opløses i vand. Aktivstofferne trænger ind i huden og arbejder for at reducere smerter og betændelse. Denne metode er meget populær blandt ældre patienter, fordi den fungerer godt på lokal smerte (som ved gigt) og er oftest ikke-psykoaktiv. Selvom det ikke er bredt undersøgt, er der forskning, der viser, at topisk anvendelse af cannabinoider har en begyndende virkning inden for få minutter lokalt (cremer, gel mm. påført et led). Varigheden af disse effekter var maksimale efter en til to timer. Personer, der brugte plastre, rapporterede indtræden af handlingen inden for to timer. Varigheden blev rapporteret til at vare i op til to dage på grund af den lille mængde aktivstoffer, der blev frigivet ad gangen ved denne doseringsmetode. Selvom der ikke har været nogle kliniske undersøgelser på mennesker af biotilgængeligheden af cannabinoider gennem en topikal anvendelse, er anekdotiske påstande lovende. Disse påføringsmetoder giver langsom frigivelse med dosering over en længere periode sammenlignet med andre doseringsmetoder.

Hvad topikal doseringsmetode angår, ser det ud til, at THC er mere biotilgængeligt end CBD, men CBD er imidlertid 10 gange mere permeabelt end THC, når det anvendes som transdermale applikationer. Transdermale produkter er en af de nyeste måder til at optage cannabinoider og kommer i form af et transdermalt plaster eller specialiseret gel, der er designet til at gå gennem hvert hudlag og ind i blodomløbet. Transdermal levering giver en ekstrem høj biotilgængelighed: tæt på 100%.

Opløselighed af aktivstofferne

Cannabinoider er hydrofobe forbindelser. For farmaceutiske formuleringer opløses de sædvanligvis i olie eller solventer, som toleres forskelligt af forbrugerne. Nanopartikelsystem til oral medicinafgivelse er en formulering baseret på en nanoemulgerende medicinafgivelsesteknologi med pro-nano-liposphere (PNL) molekyler. Når produktet når den vandige fase af mavetarmkanalen, danner koncentratet spontant nanoskopiske (omkring 60 nm i diameter) indkapslede cannabinoidholdige strukturer, der bedre og hurtigere optages i tarmen. Et studie hævdede, at teknologien forbedrer opløseligheden af fedtopløselige lægemidler med mere end 99%.

Sukkerkonjugering (glykosylering) ændrer plantemolekylerne og øger deres stabilitet såvel som opløselighed og biotilgængelighed, når de konsumeres af mennesker. Da sukkermolekyler er vandopløselige, vil de gøre cannabinoider mindre fedtopløselige ved at fastsættes på aktivstofferne. Planten Stevia rebaudiana producerer mange forskellige glykosider og besidder en stor mængde forskellige enzymer, som er i stand til at overføre et sukkermolekyle til de fleste af de testede cannabinoider.

Nye udgaver af vandopløselige sorter af cannabinoider omtales i dag som cannabosider (Eng. cannabosides). Samlet tyder glykosylering på at være en lovende teknik til fremstilling af biotilgængelige cannabinoider til mennesker og andre pattedyr.

Der findes flere forskellige former for teknologiske metoder til at ændre biotilgængeligheden og opløselighedsgraden af cannabinoider. Der er behov og efterspørgsel for yderligere forskning og kliniske studier, der beviser effekter og bivirkninger ved modifikation af aktivstofferne.

Doseringsmængde

Dosering er nøglefaktoren for at opnå de mest fordelagtige og mindst skadelige virkninger af cannabis. En grundlæggende forståelse af de vigtigste egenskaber ved dosering af cannabis kan give mulighed for at få mest gavn af plantens medicinske effekter. Nogle patienter bruger små mængder cannabis, mens andre bruger utroligt høje doser. Der er beskrevet voksne patienter, som har opnå terapeutiske effekter ved 1 mg samlede cannabinoider dagligt, mens andre kan indtage over 2.000 mg dagligt uden bivirkninger. Et doseringsinterval på 2000 er meget usædvanligt for et lægemiddel. Inden for dette betydeligt brede doseringsområde udviser cannabis et usædvanligt forhold mellem dosis og den forventede respons. For det meste medicin vil en højere dosis resultere i en stærkere terapeutisk virkning og en større sandsynlighed for bivirkninger; dette beskrives som et monofasisk dosis-respons-forhold. Cannabis følger simpelthen ikke dette mønster. For de fleste cannabisforbrugere vil en gradvis forøgelse af deres dosis først give stærkere effekter; men efter et vist punkt (unikt for hver enkelt person) kan efterfølgende doseringsforøgelser resultere i svagere og svagere terapeutiske effekter. For mange cannabisbrugere betyder det, at mindre kan være bedre. I en undersøgelse af 263 morfinbehandlede kræftpatienter med dårligt kontrollerede smerte, oplevede gruppen, der modtog 21 mg kombineret THC og CBD hver dag, signifikante forbedringer i smerteniveauer på samme niveau som gruppen, der modtog 52 mg dagligt. Gruppen, der modtog 83 mg dagligt, reducerede ikke deres smerter bedre, men oplevede flere bivirkninger.

Det endocannabinoide system er en følsom, meget afstemt fysiologisk infrastruktur designet til at opretholde balance på et cellulært niveau. Når cannabinoidreceptorerne overstimuleres af høje doser cannabis, trækker cellerne receptorerne ind, hvor de enten genanvendes eller nedbrydes. Efterhånden som niveauet af cannabinoidreceptorer mindskes, vil virkningerne af cannabis ligeledes mindskes, også (eller især) i lyset af dosisoptrapning. Dette er kendt som "tolerance-opbygning", noget som mange regelmæssige cannabisbrugere har oplevet.

Udtrykket "terapeutisk vindue" beskriver intervallet mellem den laveste effektive dosis og den dosis, der giver uønskede eller utålelige bivirkninger. Mennesker, der har ringe eller ingen erfaring med at bruge cannabis, har typisk et meget smalt terapeutisk vindue, mens regelmæssige brugere udvikler et bredere terapeutisk vindue. Dette skyldes det faktum, at enkeltpersoner bygger tolerance over for de forskellige effekter af cannabis i forskellige hastigheder, og de fleste bygger tolerance over for de uønskede effekter hurtigere end de ønskede effekter.

THC doseringsanbefalinger

- For nye brugere af medicinsk cannabis anbefales det at starte med 1 mg til 5 mg per dosis. Vent for effektens virkning og re-dosér kun i små mængder, hvis ingen effekter opnås. De fleste patienter oplever færrest bivirkninger, når dosismængden øges med 2.5 mg, indtil ønskede virkning mærkes.

- For erfarne cannabisbrugere anbefales der at indtage 15 til 130 mg per dag for at lindre medicinske sygdomme. Husk at det endocannabinoide system fungerer forskelligt fra person til person! Det er derfor vigtigt altid at prøve sig frem med doseringsmængde og metode, da effekten vil variere.

CBD doseringsanbefalinger

- Afhængig af sygdomstilstand anbefales der meget forskellige dosismængde.

- En lav dosis vil typisk være 10 mg, hvor 200 mg per dosis vil have høje antiinflammatoriske egenskaber.

Tovejsvirkninger af cannabis

Cannabis har også evnen til at give modsatte virkninger (tovejseffekter) hos forskellige mennesker, med forskellige cannabissorter og i forskellige doseringer. For eksempel kan ængstelige mennesker, der tager cannabis, slappe af, mens ikke-ængstelige mennesker, der tager den samme dosis, kan blive ængstelige. Den samme dosis af to forskellige sorter af cannabis kan forårsage modsatte effekter; den ene kan være en opkvikkende sort, og den anden kan få dig til at falde i søvn.

Interessant nok afspejler symptomerne på overdosis af cannabis nøje de symptomer, man kunne forvente, at cannabis skulle lindre i passende doser: kvalme, opkast, diarré, sved, spasmer, rysten, angst, panikanfald, paranoia, diskoordination og forstyrret søvn. Ekstreme overdoser kan føre til hallucination og endda akut psykose. Heldigvis er disse symptomer alle selvbegrænsende, og de fleste mennesker vender tilbage til deres normale selv inden for 12 til 24 timer. Selvom en overdosis af cannabis kan få en person til at føle, at de dør, vil en sådan oplevelse ikke forårsage toksicitet eller permanent skade, undtagen måske hos personer, der har ustabile hjertekarsygdomme, psykiatriske tilstande eller i tilfælde af svækkelse, der fører til en ulykke.

Mikrodosering

Nogle patienter klarer sig med ultrahøje doser (hundreder eller tusinder af milligram dagligt). THC-forbrugere skal langsomt arbejde op til disse høje doser, men mange patienter kan hurtigt nå høje doser CBD uden bivirkninger. På den anden side kan ultralave doser være ekstremt effektive, undertiden endnu mere end ved høje doser.

De fleste mennesker er overrasket over at vide, at de terapeutiske virkninger af THC kan opnås i lavere doser end dem, der kræves for at producere eufori. Patienter rapporterer om bedre humør, reduceret angst, forbedret fokus, forbedret modstandsdygtighed over for stress, mindre smerter (og/eller mindre generende smerter) og andre fordele uden skadelige virkninger. De fleste forbrugere finder ud af, at 1-5 mg per dosis fungerer godt til dette formål.

Brug af tinkturer og olier åbner også muligheden for mikrodosering med en 4-5 mg dosis THC. I stedet for at få et par store doser cannabinoider hele dagen, foretrækker nogle patienter at tage en meget lille mængde THC med ca. to timers mellemrum. Ved hjælp af en dråbedispenser kan patienter let måle deres ønskede dosis THC- og/eller CBD-rige produkt hver gang.

Doseringsanbefalinger til sygdomme

Specifikke sygdomsanbefalinger fra Mayo Clinic, en autoriseret fond for medicinsk uddannelse og forskning, rapporterede dosisanbefalinger baseret på videnskabelige studier, publikations-anmeldelser og ekspertudtalelser for at give sundhedsudbydere retningslinjer for terapi med medicinsk cannabis:

ALS
- 10 mg THC oralt dagligt

Epilepsi
- 200–300 mg CBD oralt dagligt

Grøn stær
- 5 mg THC sublingualt dagligt
- eller 20-40 mg CBD sublingualt

Kemoterapiinduceret kvalme
- 5 mg/ml CBD oralt en til tre timer før kemoterapi, derefter hver anden til fjerde time efter kemoterapi
- eller 2,5 mg THC oralt med eller uden CBD hver anden til fjerde time

Kronisk smerte
- kapsler eller spray i munden 2,5–20 mg THC dagligt

Multipel sklerose
- 2,5 mg dronabinol oralt dagligt
- eller 15-30 mg fuldspektret cannabisekstraktkapsler oralt dagligt
- eller mundspray Sativex (2,7 mg THC + 2,5 mg CBD) otte spray hver tredje time

Spiseforstyrrelser
- 7,5-30 mg THC oralt dagligt

Søvnforstyrrelser
- 40-160 mg CBD oralt dagligt

Tourettes syndrom
- kapsler, der indeholder 2,5–10 mg THC dagligt

Vær altid opmærksom på, at det endocannabinoide system fungerer forskelligt fra person til person! Det er derfor vigtigt altid at prøve sig frem med doseringsmængde og metode, da effekten vil variere. Start med små doser og øg langsomt, hvis ingen virkning opnås. Ovenstående anbefalinger tager kun højde for THC og CBD indhold. Der er brug for opdaterede retningslinjer for medicinsk cannabis til behandling af sygdomslidelser, hvor alle plantens aktivstoffers effekter evalueres og deklareres.

Førstegangsbrug

"Start med små doser, gå langsomt op i styrke, og vær ikke bange for at gå hele vejen".

Sådan lyder det fra mange cannabislæger og -forskere verden over. De fleste danske læger nægter stadig deres patienter at udskrive cannabismedicin. De, der måske alligevel gør, har ikke viden om doseringsmetoder og overlader dette til patienten selv. Private smerteklinikker er startet op i Danmark, der hjælper patienter med at få udskrevet lovlig cannabis samtidig med at vejlede i dosering og andre faglige spørgsmål. Desværre har klinikkerne travlt og lange ventelister. Priserne på lovligt cannabis er ekstrem høje, og flere patienter er derfor nødsaget til at begive sig ud på det sorte marked, hvor der ingen eller usikker vejledning findes om dosering. Flere programmer online er derfor udviklet for at hjælpe disse patienter med at finde den optimale dosis, således der undgås overdosering og bivirkninger. Flere danske patienter hævder at cannabismedicin, der kan købes lovligt gennem forsøgsordningen, ikke har tilstrækkelig virkning sammenlignet med produkter på det ulovlige marked. Årsagen kan skyldes at der endnu kun er to forskellige typer af produkter godkendt til patienter; cannabis i tørret urteform og cannabis i olieform. Der findes tre forskellige sorter af urtetypen med varierende mængder THC:CBD og kun en variation af olietypen. Da forskning viser, at

151

terpenindholdet har betydelig effekt og skal indtages forskelligt alt efter lidelse, er det nødvendigt og efterspurgt med mange flere forskellige typer cannabisprodukter i den danske forsøgsordning.

Grundet vores genetik optager nogle mennesker THC hurtigere end andre og kan kræve meget højere doser for at få den samme effekt som andre patienter. Dette kan give anledning til frustration. Andre patienter metaboliserer THC dårligt og kan opleve, at selv lave doser (ca. 5 mg) er for meget. De skal bruge mindre mængder sammenlignet med andre. I sidste ende skal patienter begynde med små doser og føle effekterne, inden ny dosis indtages. Hvis der inhaleres, tages et hvæs og holdes inde i nogle få sekunder, hvorefter der pustes ud. Efterfølgende ventes der 10 minutter for at se, om dosen var tilstrækkelig til at lindre symptomer. Hvis der ikke er mærkbar effekt, skal processen gentages, indtil den ideelle dosis opnås. Det samme princip gælder tinkturer, spray, piller, spiselige produkter og enhver anden doseringsmetode, hvor der blot ventes længere tid, inden ny dosis indtages.

Legal cannabispatient

Ønsker en dansk patient at afprøve medicinsk cannabis for sin sygdom, er der nogle overvejelser, der skal tages, før patienten står med cannabisproduktet i hånden. Inden en samtale med egen læge er det selvfølgelig vigtigt at undersøge grundigt, om det kan have en virkning på netop denne sygdom. Det kan anbefales at tage en samtale med pårørende om overvejelserne i at tage medicinsk cannabis.

Lægemiddelstyrelsen har vurderet, at der er god evidens for, at cannabis kan have gavnlig effekt inden for fire sygdomslidelser, men det er fuldstændigt op til egen læge eller speciallæge, om de vil ordinere cannabis til andre sygdomme. I øjeblikket er der ikke mange læger, der ordinerer medicinsk cannabis til deres patienter. Dog kan lægen i stedet henvise til en speciallæge. Som patient er det vigtigt at have forberedt sine spørgsmål til lægen inden besøget og gerne medbringe relevant materiale, som kan styrke opnåelsen af ordination. Hvis lægen vælger at ordinere cannabis, kan der vælges mellem to muligheder: farmaceutisk cannabis (godkendte lægemidler, ikke-godkendte lægemidler, magistrelle lægemidler) eller medicinsk cannabis (den danske forsøgsordning). Har lægen ikke en god historik på patienten, er det vigtigt at gennemgå alt, som kan have indflydelse på ordination og dosering af cannabis, som f.eks. indtagelse af alkohol, familiehistorik med psykiske lidelser mm., da ordination af cannabis er lægens fulde ansvar. Lægen informerer patienten om, hvilket cannabisprodukt, der udskrives på recept, hvilken dosisplan, der skal følges, opfølgning af patienten og mere. De fleste læger udsteder et kørselsforbud, indtil patienten har opnået en vis tolerance for cannabismedicin med THC. Herefter kan lægen ophæve et kørselsforbud.

Cannabismedicinen afhentes på patientens lokale apotek. På nuværende tidspunkt findes der ikke mange cannabisprodukter, men om få år vil der være flere produkter og derved mulighed for lavere priser, som man ser ved konventionelle lægemidler, der ikke er patenteret. Ved medicinsk cannabis ordineret under forsøgsordningen kan patienter få tilskud. For palliative patienter med livstruende sygdomme opnås der 100% tilskud til medicinsk cannabis.

Hvis patientens læge ikke ønsker at ordinere cannabis, er det vigtigt, at patienten ikke giver op. Her kan det anbefales at søge om at få en henvisning til en speciallæge. Flere smerteklinikker, inklusiv de offentlige, er villige til at ordinere cannabis. Specialklinikker inden for sklerose, rygmarvsskade eller tilknyttede læger på hospitalernes specialafdelinger har også mulighed for at hjælpe patienter, der ønsker at afprøve medicinsk cannabis mod deres lidelser.

Illegal cannabispatient

Alle cannabisbaserede produkter er illegale, hvis de sælges uden om læge og apotek, uanset om de indeholder THC eller ej, da CBD i højere dosis betragtes som et lægemiddel i Danmark. Det er ikke lovligt at købe CBD-produkter over internettet, i butikker, af en ven mm. Ved få undtagelser har virksomheder fået lov til at sælge eksempelvis cannabiste (hampete) som almindelig fødevare. Hvis patienter hører fra en sælger, at produktet er lovligt, så er det nok et produkt bestående af cannabisfrø eller fibre fra stængler, der naturligvis er sundt, men ikke indeholder mængder af aktivstoffer som cannabinoider, terpener og flavonoider.

Det illegale marked er af naturlige årsager ikke statskontrolleret og derfor svært at gennemskue. Der kan sjældent fremlægges en uafhængig 3. partstest for indhold af aktivstoffer og uønskede fremmedstoffer. Patienten ved ikke, om det reelt indeholder det, der bliver deklareret, om cannabinoiderne er udvundet med giftige stoffer, og om der er rester af solventer tilbage i produktet. Patienten ved ikke, om det er fri for pesticider, tungmetaller, svimmelsvampe og bakterier.

Det anbefales, at patienter aldrig benytter sælgere eller såkaldte formidlere til rådgivning af medicinsk cannabis. De er ikke læger og har derfor ikke forstand på hverken patientens krop, medicinens interaktion med cannabis eller udtrapning af kontroversiel medicin. Først og fremmest er de sælgere og fremstillere med en naturlig interesse i at få solgt deres produkter. Ved indtagelse af cannabis, udtrapning af anden medicin, dosering af cannabisprodukter mm. er det altid vigtigt at rådføre sig hos en autoriseret læge.

Forholdsregler

- Opbevar og behandl cannabisprodukter på samme måde som konventionel medicin. Denne medicin har forskellig virkning på andre mennesker og skal derfor ikke deles med familie, venner eller børn. Brug cannabismedicinen som vejledt af lægen.

- Lad være med at overforbruge cannabismedicin. Følg lægens anvisninger, og husk at "mindre er oftest bedre", når der indtages cannabis.

- Hold altid cannabismedicin væk fra børn og dyr. Nogle cannabisprodukter ser indbydende ud, så undgå uønskede situationer ved at opbevare medicinen et sikkert sted, hvor det er gemt væk.

- Ved indtagelse af cannabis med høje THC niveauer, frarådes det at køre bil og arbejde med tungt maskineri. Bruges der ikke-psykoaktive cannabisprodukter, som CBD-olie, anbefales det at have afprøvet produktet flere gange hjemme, inden man giver sig ud i at køre bil mm.

- Det anbefales på det kraftigste at undgå alkohol ved indtagelse af cannabismedicin. Kombinationen af cannabis med alkohol kan føre til svimmelhed, risici for ulykker, dårlig dømmekraft og mere.

Trin for trin guide

Patienter, der skal prøve cannabis for første gang, kan være skræmte over alle de forskellige cannabisprodukter, der findes. Udenlandske cannabislæger som Bonni Goldstein opfordrer til, at man grundigt gennemgår nogle simple spørgsmål, således patienter kan finde et produkt, der passer til dem:

1. Undersøg altid mulighederne for at tilgå medicinsk cannabis lovligt igennem recept fra egen læge, hospital eller speciallæger. Undgå så vidt muligt illegal cannabis!

2. Bestem hvilken doseringsmetode, der ønskes afprøvet. Vær opmærksom på, at der muligvis må skiftes metode alt efter den respons, der opnås. Start med den doseringsmetode, der virker mest komfortabel.

3. Tænk over de effekter, der ønskes at opnå (smertestillende, beroligende, appetitvækkende, krampestillende mm.) Når dette vides, kan der besluttes, om produktet skal være THC eller CBD dominerende. Derudover kan der tages stilling til, hvilke terpener og flavonoider, der ønskes i høje mængder i cannabisproduktet.

4. Kig på laboratorieanalyser for at se produktets indhold af aktivstoffer. Indtag aldrig cannabisprodukter, der ikke er testet og standardiseret!

5. Indtag en lille mængde og vent på effekterne. Re-dosér kun, hvis effekterne ikke opnås indenfor den normalt forventede tid. Det anbefales at tage flere små doser i løbet af dagen end én stor dosis.

6. Lad en given dosis være uændret i minimum nogle dage, inden der ændres på doseringsmængden.

7. Før en logbog over cannabisforbrug i form af dosismængde og dosistiming. Således opnås viden om produktets effekt, varighed af effekten samt hvilken dosismængde, der fungerer bedst.

Kapitel 7
Bivirkninger ved cannabis

Bivirkninger ved cannabis

Generelt tåler patienterne fint fuldspektret medicinsk cannabis, men kendte bivirkninger er for eksempel humørændringer, søvnløshed og hjertebanken. Andre kan være latterudbrud, sultfølelse, sløvhed og øget følsomhed overfor farver og musik. I forhold til mange andre medicinske præparater er bivirkninger ved medicinsk cannabis milde, og mange af disse symptomer vil forsvinde i løbet af en periode på 14 dage. Størstedelen af bivirkningerne ved medicinsk cannabis må forbindes med overdosering. Det er dog værd at bemærke, at der aldrig er rapporteret dødsfald forbundet med overdosering af cannabis.

Hvis patienten i forvejen anvender medicin, der kan påvirke leverfunktionen, er det vigtigt, at de får kontrolleret deres levertal løbende. En bivirkning ved cannabis kan muligvis være yderligere leverpåvirkning i kryds med anden medicin, men igangværende og ny forskning vil belyse dette emne inden for den kommende fremtid.

Langtidseffekt ved brug af medicinsk cannabis og cannabisbaseret medicin er ikke fuldstændig klarlagt. 10-20% er i risikozonen for at udvikle en psykologisk afhængighed af medicinsk cannabis og cannabisbaseret medicin ved regelmæssig brug. Til sammenligning bliver patienter i behandling med morfinpræparater afhængige i 20-50% af tilfældene.

I følge Lægemiddelstyrelsens indrapporteringer baseret på internationale kliniske undersøgelser af cannabisbaserede lægemidler som Sativex, Nabilone og Marinol kan THC-rige produkter blandt andet give følgende bivirkninger:

- Træthed
- Svimmelhed
- Ændret stemningsleje
- Angst/depression
- Påvirkning af koncentration og hukommelse
- Risiko for blodtryksfald/besvimelse
- Hallucinationer
- Paranoia
- Vrangforestillinger

Langvarig brug af THC-rige produkter medfører risiko for udvikling af afhængighed, hvilket er beskrevet i forbindelse med behandling af kroniske smertepatienter med medicinsk cannabis. Generelt er der begrænset viden om bivirkninger ved længere tids brug, men en negativ påvirkning af koncentration og indlæringsevne kan ikke udelukkes.

Bivirkninger, især de psykologiske, er en af de største bekymringer i debatten om medicin med isolerede cannabis aktivstoffer. Ser man på bivirkninger for Sativex, som er godkendt lægemiddel med cannabinoiderne THC og CBD, tegner de sig således, at meget almindelige bivirkninger som træthed og svimmelhed ses hos 10% af patienterne. I forhold til cannabis, der er dyrket til medicinsk brug (fuldspektret/entourage-effekt), er der langt flere bivirkninger ved lægemidler med isolerede cannabinoider.

Der findes kun meget begrænset viden om bivirkninger relateret til CBD og de andre cannabinoider såvel som terpener og flavonoider. Der er dokumentation for, at CBD kan påvirke leveren og muligvis også immunforsvaret, men yderligere forskning vil forhåbentlig klargøre mere viden om alle aktivstofferne i cannabisplanten.

Hjernen

Cannabis bliver ofte sat i sammenhæng med hæmmet indlæring og dårlig hukommelse. Anerkendt international forskning viste flere år tilbage, at cannabis giver varige skader i hjernen. Forskningsprojektet blev dog sidenhen voldsomt kritiseret for den metode, undersøgelsen lagde til grund for, da forsøgspersonernes skader i hjernen, kunne have været forårsaget af det miljø, de voksede op i. I socialt belastede miljøer er der risiko for, at børn ikke får stimuleret deres intellekt tilstrækkeligt. Derfor var det med til at starte en større debat om, hvilken effekt cannabis egentlig har på den menneskelige hjerne.

Der har været modstridende oplysninger om den potentielle sammenhæng mellem skizofreni og cannabis. En tidligere kontroversiel undersøgelse tyder på, at brugen af cannabis kan forværre en genetisk disposition, der gør folk mere sårbare over for skizofreni, men flere undersøgelser har vist, at planten i høj grad kan gavne skizofrene patienter. En britisk forskergruppe besluttede at undersøge, hvordan cannabis påvirker resultatet af den kliniske behandling af skizofreni. De var specielt interesseret i, om ændring af en patients forbrugsmønster påvirkede deres psykotiske symptomer og muligheden af psykotiske tilbagefald. Ifølge resultaterne nåede man frem til, at der ingen tegn var på en konkret forbindelse mellem brug af cannabis og positive symptomer eller negative symptomer, tilbagefald eller hospitals-indlæggelser. Men tilføjer, at større doser af cannabis kan være forbundet med højere niveauer af angst og depression. Et tyde-ligt resultat fra forskernes undersøgelse med patienter af læn-gere tids hospitalsindlæggelser viste, at brugen af cannabis var forbundet med en forbedring af kroppens generelle funktion.

Cannabisabstinens har været forbundet med søvnforstyrrelser og søvnløshedssymptomer, især i studier, der overvåger tunge cannabisrygere i den akutte abstinensperiode. Undersøgelser har også bemærket, at symptomerne på søvnforstyrrelser og søvnløshed forbedres med tiden. Det er blevet bemærket, at tunge cannabisbrugere ofte vil nævne dårlig søvn som grund til tilbagefald i afholdenhed, og således kan behandling af underlig-gende søvnproblemer være en effektiv strategi til behandling af cannabismisbrug.

Hjertekarsygdomme

En nylig undersøgelse, der blev offentliggjort i American College of Cardiology, viser, at forbindelserne mellem hjertesygdomme og cannabis har en vis effektivitet, selvom dets kardiovaskulære virkninger ikke helt er forstået endnu. Flere patienter stopper deres cigaretrygning, og der ses store forbedringer inden for hjertekarsundhed. I modsætning hertil ses en hyppigere brug af cannabis rundt om i verden. Det er derfor nødvendigt at forstå sikkerhedsprofilen for anvendelse af cannabis. Undersøgelser har ikke knyttet cannabisbrug, selv på lang sigt, med forhøjede risici for ugunstige kardiovaskulære tilstande i sunde individer. Forskning har konkluderet, at selv om tobak og cannabis har lignende kemiske egenskaber, kan cannabisrøg, der indeholder cannabinoider, terpener mm., være til hjælp for menneskers sundhed. Det er veletableret, at cannabisrøg og tobaksrøg har adskillige kerneforskelle, og at eksponering for cannabisrøg ikke er forbundet med mange af den type sundhedsskadelige effekter, som ses ved eksponering for tobaksrøg (lungekræft, KOL eller nedsat lungefunktion). Det er dog konkluderet at patienter med arteriesygdomme, unormale hjerterytmer, arterieflimmer, slagtilfælde samt andre der er i højrisiko for hjerte-kar-sygdomme, rådes til at undgå eller i det mindste minimere brug af cannabis.

Lungesygdomme

Røg er skadelig for lungesundheden. Uanset om der brændes træ, tobak eller cannabis, frigives toksiner og kræftfremkaldende stoffer fra forbrænding af materialer. Røg fra forbrænding af cannabis har vist sig at indeholde mange af de samme toksiner, irritanter og kræftfremkaldende stoffer som tobaksrøg.

Cannabisrygere har en tendens til at indånde dybere og holde deres åndedrag længere end cigaretrygere, hvilket fører til en større eksponering per åndedræt for tjære og andre stoffer.

Få undersøgelser viser, at rygning af cannabis forårsager kronisk bronkitis og skader cellerne i de store luftveje. Dette resulterer i symptomer som kronisk hoste, øget slimproduktion, hvæsen og akut bronkitis. Undersøgelser har vist, at rygning af cannabis kan øge risikoen for infektioner blandt dem, der er HIV-positive, selvom det ikke ser ud til at påvirke udviklingen af AIDS eller lavere antal hvide blodlegemer.

En anden potentiel trussel mod mennesker med svækket immunsystem er skimmelsvampen Aspergillus, der kan forårsage lungesygdomme. Den kan vokse på cannabisplanten og forårsage alvorlige problemer hos lungepatienter samt mennesker med et sundt immunsystem.

Graviditet og amning

Indtil videre er der ingen medicin udvundet af cannabis, der er godkendt til behandling af sygdomme forbundet med graviditet, inklusive kvalme. Gravide kvinder rapporterer, at cannabis, til selvbehandling af depression, angst, stress, smerter, kvalme og opkast, mest bruges i første trimester af graviditeten, og oftest af kvinder med svær kvalme.

De sundhedsmæssige virkninger af eksponering for cannabis under graviditet og amning er ikke sikre. I studier med mennesker kan det være udfordrende at adskille de forskellige risiko- og beskyttelsesfaktorer, der påvirker resultater af nyfødte. Eksponering for andre medikamenter og faktorer som ernæring, fødselspleje, familiestøtte, stress mm. kan være en vigtig indflydelse på spædbarnets helbred.

Der er behov for yderligere undersøgelser af de sundhedsmæssige virkninger, der er forbundet med eksponering for cannabis under graviditet og amning, især undersøgelser, der undersøger virkningerne af de cannabisprodukter, som kvinder bruger i dag, doseringsmønstre, og deres brug af andre stoffer. Det, vi ved, opfordrer imidlertid allerede til forsigtighed, da det endocannabinoide system er vejledende for nervers udvikling, og cannabinoider, der indtages under graviditet, kan trænge ind i fosterets hjerne. Aktuel forskning på cannabis indikerer, at:

- THC krydser moderkagen og trænger ind i fostrets hjerne samt overføres til nyfødte gennem brystmælk.
- Hos dyr kan moderate koncentrationer af THC, når de administreres til mødre, mens de er gravide eller ammende, have langvarige virkninger på afkom, herunder øget stressfølsomhed og unormale mønstre for social interaktion.
- Cannabisforbrug er forbundet med lavere fødselsvægt.
- Cannabisforbrug under graviditet hænger sammen med en større sandsynlighed for, at et spædbarn bliver anbragt i intensiv pleje for nyfødte grundet ændrede søvnmønstre og for tidligt fødsel.
- Cannabiseksponering under graviditeten er forbundet med kognitive problematikker hos børn og unge, inklusiv nedsat udøvende funktion (problemløsning, vedvarende opmærksomhed og kortvarig hukommelse), adfærdsproblemer (impulsivitet og hyperaktivitet), lavere akademisk præstation og højere niveauer af selvrapporterede depressive symptomer.

Yderligere forskning er nødvendigt for fuldt ud at forstå, hvordan brug af cannabis under graviditet og amning påvirker mor samt udvikler foster/spædbarnet, da de fleste forrige studier ikke tager højde for cigaretrygning og indtagelse af andre stoffer.

Børn og unge

Undersøgelser har vist, at et sundt, fungerende endocannabino-idsystem er påkrævet for, at en hjernen, der udvikler sig, kan modne korrekt. I ungdomsårene er den udviklende hjerne ganske sårbar. Interferens med de naturlige forandringer, der fører til en sund voksen hjerne, kan dramatisk ændre hjernens modning. Forskning har indikeret, at fysisk sunde teenagere, der kronisk forbruger store doser af THC, er i sundhedsrisiko. Undersøgelsen har vist, at disse ellers sunde teenagere var i en vis risiko for øgede problemer med udøvende funktion, impulsivitet, hukommelsesmangel, opmærksomhedsunderskud, problemer med beslutningstagning samt generel lavere intelligenskvotient (IQ) og verbal IQ. For at det endocannabinoide system kan udvikle sig ordentligt og hjælpe med at udvikle en sund, moden voksen hjerne, bør mindreårige, undgå THC og andre euforiserende stoffer fra cannabis. Yderligere forskning er nødvendig for at fastlægge de langsigtede virkninger af cannabisbrug hos mindreårige.

Cannabis kan dyrkes med høje mængder CBD og meget lave mængder THC, såkaldte "CBD-rige" sorter. Der er stadig en lille mængde THC i disse sorter, men den samlede oplevelse domineres af virkningerne af CBD. Det er vigtigt at bemærke, at selv om der ikke er nogen langtidsundersøgelser af CBD, har de, der behandler børn med CBD, ikke rapporteret om at have oplevet nogen negative effekter. Faktisk påstår læger, der bruger CBD til behandling af børn, der tidligere havde en meget dårlig prognose med ukontrollerede anfald, udviklingsforsinkelse og kognitiv dysfunktion, nu udvikler sig signifikant i stedet for at opleve tilbagegang ved sygdommen.

I modsætning er cannabisforgiftning hos spædbørn og småbørn primært til stede med ændrede bevidsthedsniveauer, der spænder fra mild eufori til koma. Indtagelse af cannabiskager er den mest almindelige doseringsvej for denne aldersgruppe. Alvorlige situationer forekommer primært hos børn under 3 år. Indtil videre har der ikke været rapporteret tilfælde af pædiatrisk dødsfald som følge af cannabisindtagelse.

Teenagere, der begynder at bruge cannabis regelmæssigt og kraftigt inden 16-års alderen, kan ende med at bruge det oftere og forbruge mere af det som voksne. Sammenlignet med ikkebrugere og personer, der starter efter 16-årsalderen, begår de, der bruger cannabis inden den alder, flere fejl i test, der vurderer den udøvende funktion, der er involveret i planlægning og beslutningstagning. At starte ung kan fremskynde hukommelsestab, antyder data af unge, der bruger cannabis et par gange om ugen i to til tre år. Resultaterne viser at forsøgspersonerne udviklede hukommelsesnedsættelser svarende til dem, der er rapporteret hos voksne cannabisbrugere, der startede i ung voksen alder og har konsumeret stoffet regelmæssigt i mindst 20 år.

Balancen mellem ulemper og fordele varierer fra person til person. Hvis cannabis hjælper et barns krampeanfald, betyder risiko for at udvikle dårligere hukommelse sandsynligvis ikke det største. Det er altid vigtigt at opveje virkninger med bivirkninger.

Kapitel 8
Behandling af sygdomme

Behandling af sygdomme

Evidensbaseret medicin kom for alvor frem i 90'erne, og der er siden kommet flere og flere. I dag er det fundamentet for lægevidenskaben og den måde, vi behandler vores patienter på. Og det giver jo god mening, at vi giver patienterne medicin, der er testet og godkendt. Evidens bygger på kliniske, dobbeltblinde placebokontrollerede forsøg. Forsøgene er gennemført på patienter med specifikke lidelser, hvor den ene halvdel af patienterne får den medicin, man gerne vil teste, mens den anden får snydemedicin (placebo). Resultatet danner grundlag for evidensen.

Efter opdagelsen af det endocannabinoide system er videnskabelig information fra forskningsstudier eksploderet frem. Selvom forskningen har givet meget nyttig information, er der stadig meget, der ikke vides endnu. Mange cannabislæger benytter derfor også patienters erfaring til at danne grundlag for plantens egenskaber.

Dette kapitel er ikke en omfattende gennemgang af alle undersøgelser lavet på cannabis i behandling med sygdomme, men fremhæver de største og højeste kvalitetsundersøgelser samt beretninger fra cannabislæger og patienter. Effekt af cannabis i kroppens systemer opdeles således:

Neurologisk system
- Afslapning
- Smertestillende
- Euforisk
- Nervebeskyttende
- Krampestillende
- Forøget sanseindtryk

Optisk system
- Mindsker trykket i øjnene ved f.eks. grøn stær

Blodcirkulation
- Moderat mindskelse af blodtryk ved forbruge
- Ved langtidsbrug vil blodtrykket holdes lavt

Luftvejssystem
- Bronkodilator (åbner luftvejene ved f.eks. astma)

Skeletmuskulatur
- Mindsker muskelspasmer, spasticitet og tiks
- Afhjælper gangbesvær
- Mindsker inflammatorisk smerte som ved f.eks. gigt

Fordøjelsessystem
- Reducerer muskelspasmer i fordøjelseskanalen
- Stimulerer appetit
- Mindsker kvalme og opkast
- Mindsker inflammation

Immunsystem
- Hjælper til mindskelse af inflammation

ADD/ADHD

I manges øjne er cannabisforbrugere ikke nøjagtigt gode model-
ler for koncentration og kognitiv ydeevne. Så da forskere be-
gyndte at undersøge cannabis som alternativ behandling af op-
mærksomhedsunderskud hos ADD (Attention Deficit Disorder)
patienter, var der selvfølgelig nogen skepsis bag projektet. Ikke
desto mindre er der medicinske cannabispatienter, der påstår
plantens evne til at fremme fokus i stedet for receptpligtige sti-
mulanter. Derfor forsøgte forskerne at se nærmere på det viden-
skabelige grundlag for dette fænomen. ADHD (Attention Deficit
Hyperactivity Disorder) er en kontroversiel diagnose præget af
distraherbarhed, hyperaktivitet og impulsivitet. Voksne diagnosti-
ceres mere sandsynligt med ADD, der mangler denne hyperak-
tivitetskarakteristik, men på andre måder ligner ADHD.

En vigtig fysiologisk uregelmæssighed ved ADD/ADHD er hjer-
nens manglende evne til at producere dopamin, en kemisk neu-
rotransmitter involveret i kognitive processer som hukommelse
og opmærksomhed. Medicin som Adderall og Ritalin stimulerer
dopamin og fremmer derved koncentration, men kommer med et
utal af ubehagelige bivirkninger og abstinenssymptomer. Canna-
bis ser ud til at behandle ADD og ADHD ved at øge tilgængelig-
heden af dopamin. Cannabinoider kan muligvis korrigere den
dopaminmangel, der er observeret i ADD/ADHD-patienter, hvis

den doseres korrekt og administreres sikkert. Selv i sin rå form er cannabis i stand til at tilvejebringe den mentale afmatning, der er nødvendig for koncentration hos mange patienter. Kedelige og vanskelige opgaver bliver mere håndterbare, og humørsvingninger har en tendens til at udjævnes.

Virkeligheden er, at der er alt for lidt forskning på cannabis og ADD/ADHD til at vide nøjagtigt, hvordan de to interagerer. Patienter hævder, at THC-rige produkter med høje niveauer af pinene, en terpen, der hjælper med at øge fokus og hukommelsesproblemer, virker bedst for ADD/ADHD patienter. Mange patienter hævder ligeledes at CBD-rige produkter giver bedst effekt, da det hjælper på angst og kramper. Som regel kræver det alligevel at patienten prøver sig frem i forhold til forskellige typer cannabisprodukter og sorter.

Grundet bekymringer om THC's indflydelse på hjernens udvikling frarådes det stort set altid at bruge produkter med høje niveauer af THC.

ALS

ALS eller amyotrofisk lateral sklerose - også kendt som Lou Gehrig's sygdom - er en terminal neurodegenerativ sygdom. ALS er en progressiv neurodegenerativ sygdom, der påvirker nerveceller i hjernen og rygmarven. Når en person er plaget af ALS, svækkes og dør de motoriske neuroner, der danner veje mellem hjernen og rygmarven, og musklerne. Resultatet er, at personen gradvis mister evnen til at tale, spise, bevæge sig og ånde. Når patienten er diagnosticeret, er den gennemsnitlige forventede levealder for en person med ALS to til fem år.

Selvom der ikke er noget, der tyder på, at cannabis kan kurere ALS, er der indikationer for, at det kan hjælpe med at bremse sygdommens progression. Ud over at hjælpe patienter med at håndtere symptomerne på sygdommen hjælper cannabis - på omtrent samme måde, som det hjælper dem, der gennemgår behandling for kræft - subjektivt dem til at kontrollere mange af sygdommens bivirkninger, såsom spasticitet og smerter. Men en undersøgelse, der blev offentliggjort i 2016, antyder, at cannabinoidsystemet synes at være involveret i ALS-patologien, fordi cannabis kan have en rolle at spille i at forlænge livet for dem, der lever med sygdommen. Disse fund bygger på tidligere dyremodellestudier. I 2004 fandt forskere, at THC forsinkede udviklingen af ALS hos mus. Mere bredt er både THC og CBDs rolle som antioxidanter og neurobeskyttelsesmidler veletableret. Fordi de mindsker frigivelsen af aminosyreglutamat efter nervecellebe-skadigelser som dem, der opleves med ALS, beskytter disse vitale komponenter i cannabismedicin og forlænger livet for truede motoriske nerver.

Patienter påstår, at THC-rige produkter hjælper på deres symptomer, og bruges der produkter med en smule CBD samtidig, har det vist at mindske spasticitet.

Alzheimers sygdom

En række hypoteser er blevet foreslået om det endocannabino-ide systems rolle i Alzheimers sygdom. En hypotese er, at akti-vering af endocannabinoidsystemet, specifikt cannabinoidrecep-torerne CB1 og CB2, har en potentielt nervebeskyttende virkning ved at udøve antiinflammatoriske virkninger. En reduktion i be-tændelse kan hæmme sygdomsprocesser, der ligger til grund for Alzheimers sygdom. Ved at målrette mod disse receptorer anta-ges det, at patienter med demens og Alzheimers sygdom kan få deres adfærdsforstyrrelser reduceret, deres søvn forbedres og opnå en mere afslappet følelse i kroppen. Alzheimers sygdom er den mest almindelige form for demens, og alder er den største risikofaktor.

Der har ikke været nogen behandling tilgængelig for at bremse udviklingen af sygdommen, men i dag har lægemidler, der er målrettet mod endocannabinoidsystemet, vist terapeutisk poten-tiale. Kliniske data afslører en forbedring i adfærden hos patien-ter med Alzheimers sygdom efter behandling med cannabinoi-der.

En af de store bekymringer vedrørende THC-rige cannabispro-dukter og Alzheimers sygdom er, at THC i sig selv kan give hu-kommelsestab, desorientering og angst i nogle mennesker ved forkert dosering. Derfor anbefales det af de fleste cannabislæger at bruge produkter med meget lave koncentrationer af THC. Forskningsstudier viser dog, at en kombination af THC og CBD gav bedre resultater i museforsøg, end når cannabinoiderne blev brugt hver for sig. Forskning har yderligere bevist, at terpenet pinene er effektiv i forhold til at forbedre hukommelsen for patienterne.

Angst

Cannabisbrug er ofte forbundet med forekomst af angst, men nogle cannabinoider har vist sig at have angstdæmpende egenskaber. I en klinisk undersøgelse reducerede CBD signifikant angst.

Indtil videre har kun få studier undersøgt virkningen af andre phytocannabinoider end CBD på angst, og de fleste undersøgelser er foretaget med hele cannabisplanten. Forskere studerede dosisrelaterede virkninger af THC på adfærd og angst. De konkluderede, at høj dosis THC øgede angstlignende adfærd, mens den lave dosis dæmpede angstlignende adfærd. Resultaterne indikerede også, at både kvinder og mænd rapporterede en signifikant reduktion i symptomer på angst efter anvendelse af cannabis. Sammenligninger af kønnene indikerede, at kvinder opfattede en større reduktion i symptomer på angst, end mænd gjorde.

Beretninger fra patienter bekræfter, at nogle finder THC-rige cannabisprodukter hjælpsomme, hvor andre rapporterer, at høje mængder CBD virker bedst på angstlidelser. Terpenerne caryophyllene, pinen, linalool og limonen har alle vist gode resultater, når det kommer til at lindre angst. Når det kommer til dosering af cannabis, er det ved angst ekstra vigtigt at starte småt og øge dosis meget langsomt for at undgå ubehagelige bivirkninger.

Astma

Behandlingen af astma inkluderer brugen af antiinflammatoriske lægemidler (kortikosteroider) og bronkodilatorer. THC og cannabis er bronkodilatorer og kan også udøve en vis antiinflammatorisk og antiallergisk virkning. Cannabisrøg indeholder forbrændingsprodukter, der kvalitativt ligner dem, der findes i tobaksrøg, blandt dem adskillige kræftfremkaldende stoffer, der kan skade slimhinden. Indånding af disse forbrændingsprodukter bør undgås kraftigt ved astma. I flere situationer kan en kombination af en oral medicin og et inhalationsmedicin (ved akutte astmaanfald) være nyttige.

Forskningsstudier sammenlignede en THC-aerosol (inhaleringsspray) indeholdende 0,2 mg THC med en salbutamol-aerosol (konventionel medicin) på 0,1 mg hos 10 astmatiske individer. Begge lægemidler forbedrede respirationsfunktionen signifikant. Effekten begyndte hurtigere med salbutamol, men virkningerne af begge lægemidler var ækvivalente efter en time. Et andet studie sammenlignede adskillige doser THC-spray (5-20 mg) med en standarddosis isoprenalin hos 11 raske frivillige og fem astmatiske forsøgspersoner. Hos de normale forsøgspersoner og tre af astmatikerne var bronkodilatoreffekten af THC mindre end effekten af isoprenalin efter fem minutter, men signifikant større efter en til tre timer.

Ved anvendelse af cannabisprodukter til behandling af astma, anbefales det, at produktet indeholder terpenerne pinen og limonen, der har vist at have effekt som bronkodilator. De fleste patienter hævder, at THC-rige cannabisprodukter i lave dosismængder har størst virkning.

Autisme

Autistic Spectrum Disorder (ASD) er en omfattende udviklings-
forstyrrelse, der kommer til udtryk i næsten alle dimensioner af
barnets udvikling. Det er nu almindeligt at referere til denne li-
delse som en bred vifte af gennemgribende udviklingsforstyrrel-
ser, hvor der er forskellige manifestationer og symptomer.

I et forskningsstudie skulle 188 autismepatienter indtage medi-
cinsk cannabisolie indeholdende 30% CBD og 1,5% THC. Vur-
dering af patienters effekter og bivirkninger efter seks måneder
blev vurderet ved hjælp af strukturerede spørgeskemaer. Under-
søgelsen viste, at efter et halvt års behandling rapporterede en
tredjedel af patienterne en betydelig forbedring, halvdelen rap-
porterede moderat forbedring, og kun 15% oplevede en lille eller
ingen ændring. Undersøgelsen kiggede også på fordelene I for-
hold til livskvalitetsforbedringer. Livskvalitet, humør og evne til at
udføre aktiviteter i dagligdagen blev vurderet forud for behand-
lingen, og efter seks måneder rapporterede dobbelt så mange af
forsøgspersonerne en god livskvalitet. Andre aspekter af uaf-
hængighed og livskvalitet såsom evnen til at klæde sig på og
tage brusebad forbedrede sig markant med cannabisbehandling.
Undersøgelsen viste yderligere at medicin med cannabisolie var
i stand til at forbedre søvn og koncentration markant. Selvom
denne undersøgelse antyder, at cannabisbehandling er sikker og

kan forbedre autismesymptomer og forbedre autismepatienters livskvalitet, er dobbeltblinde placebo-kontrollerede forsøg afgørende for en bedre forståelse af cannabiseffekten på autisme.

Patienter hævder, at CBD- og/eller THCA-rige produkter giver meget positive resultater. Derudover har terpenerne myrcen og linalool vist effektivt at have beroligende virkning på autismepatienter.

Autoimmune sygdomme

Autoimmun sygdom påvirker individer ved at angribe sunde cel-ler. Normalt sender dit immunsystem antistoffer til beskyttelse mod vira og bakterier og angriber ikke raske celler. Imidlertid fej-ler antistofferne med denne sygdom sunde celler med fremmede celler, og din krop angriber sig selv. Der er ingen kendt kur og kun begrænsede behandlinger, fordi virkningerne af denne syg-dom er så store. Typer af autoimmun sygdom inkluderer multipel sklerose (MS), Lupus, reumatoid arthritis (RA), Crohns og Hashi-moto. Symptomerne kan variere fra træthed, hårtab, rødme, hæ-velse, hududslæt, prikken og følelsesløshed i lemmerne.

Den aktuelle behandling af denne sygdom er en betændelses-reducerende medicin sammen med medicin, der hjælper med at berolige et overaktivt immunsystem. Naproxen og ibuprofen er ikke-steroide antiinflammatoriske lægemidler, der kan ordineres, men kommer med en liste over bivirkninger som mavesår, forhø-jet blodtryk, nyre- eller leverproblemer, svimmelhed og hoved-pine. Sammen med disse lægemidler kan immunsuppressive medikamenter også bruges til at forhindre eller hæmme immun-systemaktivitet. Bivirkningerne af disse medikamenter inkluderer øget risiko for infektioner, kvalme, opkast og tab af appetit. Dette er grunden til, at forskere mener, at cannabis kan være effektivt til at undertrykke immunresponsen, men giver færre bivirkninger.

Det er velkendt, at cannabis har antiinflammatoriske virkninger, beroligelse af hævelse, letter kvalme og hovedpine og forhindrer tab af appetit.

Nogle patienter hævder, at THC-rige produkter indtaget i små doser, virker bedst, da de opnår en smertelindring og bedre bevægelighed. Andre mener, at CBD-rige produkter virker godt ved daglig indtagelse i høje doser, da molekylet mindsker inflammation, som ses ved autoimmune sygdomme. Derfor bliver det anbefalet for patienter at starte med at afprøve medicin med lige koncentrationer af THC og CBD. Terpenerne humulen og pinen har begge antiinflammatoriske egenskaber, og disse bør derfor findes i større mængder i den medicin, autoimmune patienter indtager.

Depression

Depression og angstlidelser er forskellige, men mennesker med depression oplever ofte symptomer, der ligner angstlidelser, så- som nervøsitet, irritabilitet og problemer med at sove og koncen- trere sig. Men hver lidelse har sine egne årsager og sine egne følelsesmæssige og adfærdsmæssige symptomer.

Et studie fra 2012 beskriver depression som en inflammatorisk lidelse, hvor nuværende behandling med antidepressiv medicin forværrer snarere end mindsker betændelse.

CBD ser ud til at være det mest grundige undersøgt molekyle fra cannabis for sine antidepressive effekter. I et lille menneske- ligt forsøg kunne to patienter, der lider af bipolar affektiv lidelse med maniske episoder, ikke vise nogen forbedring i symptomer som respons på CBD-behandling.

Den overordnede konklusion af cannabinoider, der bruges til behandling af depression, er vanskelig at definere, da forskere argumenterer for og imod de biologiske virkninger af THC og CBD i den mentale lidelse. Nogle af disse modstridende resulta- ter kan relateres til brugen af forskellige doser og forskelle i THC vs. CBD-indhold. En nylig dobbeltblindet, placebokontrolleret un- dersøgelse med raske voksne indikerede, at lave doser af oral THC dæmpede de negative følelsesmæssige virkninger af psy- kosocial stress, mens høje doser øgede angst og depression.

Nye undersøgelse af cannabis versus depression, foretaget i august 2018, indikerede at både kvinder og mænd oplevede en signifikant reduktion i symptomer på depression efter anvendelse af cannabis. I forskningen blev det også undersøgt, om cannabinoidindholdet (%THC, %CBD) kunne forudsige ændring i rapporteret symptomgrad. Resultaterne afslørede en THC:CBD-interaktion, hvor den største reduktion af depression blev rapporteret efter brug af cannabis med relativt lave niveauer af THC og høje niveauer af CBD. I præklinisk forskningsstudier har tepenerne caryophyllene og limonen vist sig at have antidepressive egenskaber.

Diabetes

Der er stigende forskning, der undersøger cannabisbrug og virk-ningerne på diabetes. En række undersøgelser baseret på dyr samt få humanstudier har fremhævet en række potentielle sundhedsmæssige fordele ved cannabis for diabetes. Cannabis har vist at stabilisere blodsukkeret og modvirke årebetændelse, der ofte opleves af mennesker med diabetes, hvilket kan føre til hjerte-kar-sygdomme. Derudover forhindrer cannabis nervebe-tændelse og letter smerten ved neuropati, den mest almindelige komplikation af diabetes, ved at stimulere receptorer i kroppen og hjernen. Cannabis har vist at sænke blodtrykket over tid, hvil-ket kan hjælpe med at reducere risikoen for hjertesygdomme og andre diabeteskomplikationer

Det har vist sig, at THCV og CBD forbedrer stofskifte og blod-glukose i mennesker med diabetes. En undersøgelse fra 2016 fandt, at de to cannabinoider sænkede blodsukkerniveauet og øgede insulinproduktionen hos mennesker med type 2-diabetes. Tidligere forsøg har vist, at THCV og CBD øgede stofskiftet, hvil-ket førte til lavere niveauer af kolesterol i blodet og fedt i leveren.

CBD har længe været kendt for at have antiinflammatoriske egenskaber, og fordi kronisk inflammation er kendt for at spille en rolle i udviklingen af insulinresistens og type 2-diabetes, un-dersøger forskningen dens effektivitet til at reducere inflammation der ses ved diabetes. En undersøgelse fra 2017 afslørede, at CBD-behandling reducerede betændelse i dyremodeller af diabetes og konkluderede, at CBD kan være en lovende kandidat til antiinflammatorisk og neurobeskyttende terapi. Derudover har forskning afsløret, at cannabis kunne bruges til at behandle fedme-relaterede sygdomme, såsom type 2-diabetes ved at øge mængden af energi, som kroppen forbrænder. Forskning knytter indtagelse af cannabis til en lavere sandsynlighed for fedme, lavere BMI og reduceret risiko for type 2-diabetes.

Mange patienter beskriver, at medicinsk cannabis hjælper andre kroniske sygdomme ud over diabetes, herunder kronisk smerte, søvnløshed, angst og gigt. De beretter at have bedre kontrol over sukkerindtagelse, motionerer oftere, sover bedre og overordnet har en bedre trivsel. De fleste diabetespatienter og cannabislæger påpeger vigtigheden i at indtage et produkt med indhold af CBD for antiinflammatorisk effekt. Terpenen ocimen er kun undersøgt i et lille omfang, og det vides indtil videre at kunne hjælpe med at kontrollere diabetes ved at hjælpe med at regulere enzymer i kroppen, der kontrollerer glukosevolumen og insulinniveauer.

Epilepsi

Cirka en tredjedel af de patienter, der lider af epilepsi, har læge-middelresistent epilepsi. Det siges, at en patient har lægemiddel-resistent epilepsi, hvis deres anfald ikke kan kontrolleres, selv efter at have anvendt den passende dosis af mindst to forskellige antiepileptiske medikamenter. Lægemiddelresistent epilepsi er forbundet med nedsat livskvalitet, alvorlige psykosociale konse-kvenser og kognitive problemer. Derfor forskes der meget for at finde behandling af lægemiddelresistent epilepsi.

Brugen af cannabis til behandling af anfald har været kendt si-den oldtiden. Nyere studier, der har inkluderet over 100 delta-gere, viser, at CBD-anvendelse resulterede i en betydelig reduk-tion i frekvensen af anfald. I de fleste af forsøgene blev CBD brugt sammen med godkendt epilepsimedicin, og det er derfor endnu ikke muligt at afgøre, om CBD i sig selv er antiepileptisk eller en potentiator af traditionelle antiepileptiske medikamenter. Fremtidige forsøg vil sandsynligvis evaluere effektiviteten af CBD til behandling af anfald grundet epilepsi.

Et forskningsstudie har observeret muskelrelakserende virk-ninger hos patienter i doser så lave som 0,02 mg cannabinoider per kg dagligt. Det har vist sig, at selv meget lave doser af can-nabinoider giver fysiologisk aktivitet i prækliniske modeller: En enkelt anvendelse af 0,002 mg per kg THC til mus inducerede langvarig aktivering af beskyttende signalering i hjernen.

Ny forskning viser, at CBD indtaget med lav dosis (0,05 mg per kg dagligt) forbedrede patienters kognition (tankeproces), mens højere doser af CBD forårsagede en stigning i krampeanfald. THC producerede efter sigende en 4-dages anfaldsfri episode efter 1 mg per Kg dagligt efterfulgt af gentagelse af anfald. Ved indtagelse af THCA, 2 mg per kg dagligt rapporterede stort set alle patienter en reduktion af anfald og forbedret tolerance over for temperatursvingninger. Senere blev en ny produktformel med THCA (samme dosis) afprøvet på patienterne og viste ingen særlig reduktion af anfald. En analyse af produktets terpener demonstrerede, at linalool var fraværende. Det anbefales derfor at gå efter et THCA-produkt baseret på linalool-dominerende sort for at opnå bedst respons. Mens mange farmaceutiske virksomheder fokuserer på enkeltmolekylforbindelser, indikerer klinisk praksis, at medicinske cannabispatienter med epilepsi har større effekt, hvis de har adgang til plantens forskellig aktivstoffer, og ikke kun CBD alene.

Fibromyalgi

Fibromyalgi er en reumatologisk sygdom, der er kendetegnet ved smerter i musklerne, træthed og nedsat fysisk udholdenhed. Fibromyalgi er en kronisk smertetilstand i kroppen, der er defineret ud fra en række fysiske symptomer.

Få undersøgelser har udelukkende fokuseret på smerter i forbindelse med fibromyalgi. I en 2011-undersøgelse rapporterede 43 % af patienterne stærk smertelindring og ca. 43 % rapporterede mild smertelindring. De resterende patienter rapporterede ingen forskel i deres smertesymptomer.

Forskning viser, at både naturligt dyrket samt syntetisk fremstillet cannabis (Nabilone) hjælper med at forbedre søvn hos mennesker med fibromyalgi. Studier beviser yderligere cannabis effektivitet i behandling af muskelstivhed, humørproblemer, angst og hovedpine i forbindelse med fibromyalgi. Flere kliniske studier er dog nødvendige for at komme til endelige konklusioner.

Patienter hævder overfor smertelæger, at brugen af THC-rige cannabisprodukter indtages om aftenen for at give bedre nattesøvn. CBD-rige cannabisprodukter bliver ofte indtaget i løbet af dagen for at undgå euforisk virkning. Cannabislæger anbefaler patienter med fibromyalgi at indtage CBD for antiinflammatorisk effekt. Høje niveauer af terpenen myrcen indtages for at afhjælpe muskelspænding og kontrollere smerter.

Gigt

De første symptomer på gigt er normalt stivhed, især om morgenen, smerter og hævelse omkring leddene. Derefter bliver symptomerne markant tydeligere set i form af træthed, urolig søvn samt vanskeligheder med at bevæge og bruge leddene.

Der findes ingen kur mod gigt. Afhængigt af selve sygdommens type findes der få effektive behandlingsmuligheder. Selvom de ikke heler betændelse i led, kan smertestillende midler som Tylenol, Percocet og Vicodin muligvis ordineres til at reducere smerter sammen med cremer, der indeholder menthol eller capsaicin. Ikke-steroide antiinflammatoriske lægemidler som Advil, Motrin eller Aleve kan tages for at reducere smerter og betændelse. Leddegigt behandles med sygdomsmodificerende antireumatiske medikamenter for at forhindre immunsystemet i at angribe betændte led. Kortikosteroider som prednison og kortison kan også ordineres for at reducere betændelse og undertrykke immunsystemet. Træning kan lette smerter og stressniveauer for personer med gigt, men næsten en fjerdedel af voksne, der er diagnosticeret med gigt, rapporterer at være fysisk inaktive. Diætændringer kan håndtere gigt, da kød og mad med højt sukker kan forværre betændelse.

I sommeren 2015 undersøgte forskere gigtpatienter i forhold til det endocannabinoide system. Smerte-detekterende nerver er

fyldt med cannabinoidreceptorer, og ifølge forskerene kontrolle-
rer cannabinoider aktiveringen af smertesignaler fra leddet til
hjernen. En anden kontrolleret undersøgelse viste, at THC gav
statistisk signifikante forbedringer i smerter ved bevægelse,
smerter i hvile og ved søvnkvalitet. På et tidspunkt, hvor misbrug
af opiat har nået epidemiske proportioner, kan cannabisbehand-
ling være en langt mindre skadelig og mindre vanedannende
måde at behandle mennesker, der lider af kroniske smerter for-
bundet med gigt.

Ved indtagelse af THC-rige produkter udelukkende har patien-
ter hævdet, at smerter og hævelser er mindsket markant. Andre
patienter berettiger samme effekt ved CBD-rige produkter, og
nogle har bedst virkning af præparater indeholdende lige dele
CBD og THC. Myrcen er den mest almindelige terpen, der findes
i cannabis. Den har antibiotisk, antiinflammatorisk og potent
smertestillende virkning og anbefales derfor til gigtpatienter.

Grøn stær

Grøn stær (Glaukom), en af verdens førende årsager til blindhed, er en langsomt progressiv lidelse, som ødelægger celler i øjets nethinde og nedbryder synsnerver. Grøn stær er blandt de hyppigst nævnte grunde til brug af medicinsk cannabis. Forskningsresultater fra så tidligt som i 1970'erne viser, at cannabis med høje niveauer af THC reducerer det intraokulære tryk, som ses ved grøn stær. Flere kliniske studier har sidenhen bevist, at THC reducerer det intraokulære tryk såvel som de fleste konventionelle lægemidler til grøn stær. I de fleste forsøg opretholdt en enkelt dosis cannabis virkningen i tre til fire timer. Effekten blev opnået, når cannabinoiderne blev administreret oralt, intravenøst eller ved inhalering. Øjendråber har endnu ikke vist sig at kunne benyttes som doseringsmetode, da effekten er for lav med bivirkninger som brændende og irriterede øjne.

CBD har også vist sig at være nervebeskyttende. Cannabislæger og -patienter hævder, at den bedste behandling af grøn stær opnås, når cannabisproduktet indeholder lige dele THC og CBD samt terpenerne linalool og myrcen.

Hepatitis C

Hepatitis C er en virusinfektion, der forårsager betændelse i leveren og kan føre til betydelig leverskade.

Din lever er den største og et af de mest vitale organer i din krop. Det hjælper med at fjerne giftstoffer, lagrer energi og fordøjer mad. Hepatitis C forsvinder ikke af sig selv, og man kan være inficeret i et helt liv. Uden behandling kan det resultere i skrumpelever eller udvikling af leverkræft.

Hepatitis C -behandlinger ændrer sig hele tiden i takt med ny forskning. Hepatitis C behandles typisk med interferon medicin, men mange patienter er ikke i stand til at fuldføre det fulde behandlingsforløb på grund af de alvorlige bivirkninger, der kan forekomme. Disse inkluderer træthed, søvnløshed, appetitløshed, kvalme, kulderystelser, feber, muskelsmerter, ledsmerter og depression. På grund af disse bivirkninger er mange patienter tvunget til at reducere deres doser eller standse behandlingen helt.

Mens cannabis ikke har vist sig alene at kunne behandle hepatitis C, kan planten alligevel bruges sammen med lægeordineret medicin. Forskning antyder, at medicinsk cannabis har terapeutiske fordele, hvis en patient lider af Hepatitis C, da effekterne af aktivstofferne hjælper patienterne til at udholde bivirkningerne i hele hepatitis C behandlingsforløbet.

Cannabislæger og -klinikker konkluderer, at specielt CBD-rige cannabisprodukter med høje terpenniveauer, herunder beta-caryophyllene, virker antiinflammatorisk og har leverbeskyttende egenskaber. Undgå så vidt muligt høje doser af THC-rige produkter, da der stadig er behov for mere forskningen indenfor dette område.

Hudsygdomme

Læger ordinerer ofte kortisoncremer til hudsygdomme som psoriasis og eksem. Denne steroidcreme reducerer betændelse og kløe i huden, men den har alvorlige bivirkninger ved langvarig brug. Retinoider kan også reducere betændelse hos dem med psoriasis. Eksempatienter, der har svær kløe, kan drage fordel af antihistamin i stedet for eller ved siden af kortisoncreme. Afhængig af sværhedsgraden af sygdommen kan der være brug for immunsupprimerende midler.

Anvendelsen af cannabinoider til behandling af forskellige hudsygdomme blev fremlagt i et større studie fra 2018, hvor cannabisprodukter viste potentialet til at behandle en række forskellige hudtilstande såsom akne, kontakteksem, håndeksem, børneeksem, hidradenitis suppurativa, hudkløe, psoriasis og hudkræft. Imidlertid er størstedelen af de tilgængelige data præklinisk, og der er derfor en tilsvarende mangel på randomiserede, kontrollerede forsøg af høj kvalitet, der evaluerer cannabisplantens virkning på hudsygdomme.

Et af de unikke problemer for psoriasis er overvækst af hudceller. I 2007 viste en undersøgelse, at adskillige cannabinoider inklusive THC, CBD, CBN og CBG hæmmede overdreven hudcellevækst. Både THC og CBD viste at være nyttige til at lette betændelse. CBN mindskede anfald og CBG bekæmpede mikro-ber i huden.

I en human test af cremer med cannabinoider forbedrede cremen søvn og kløe i gennemsnit 60 % på patienter, der havde hudsygdommen atopisk eksem. Derudover viste den samme un-dersøgelse, at lidt over en tredjedel af deltagerne kunne stoppe deres aktuelle brug af steroider, og havde ikke længere brug for oral antihistamin.

Ved hudproblemer anbefales lokal anvendelse i form af salve, creme, gel, mm. på huden. Dette er den bedste doseringsme-tode, da det frigiver de aktive ingredienser direkte på det berørte område. Det anbefales altid at afprøve cannabisproduktet på et lille, ikke-berørt område første gang det tages i brug for at under-søge for allergisk reaktion.

Patienter og cannabislæger hævder, at CBD-rige produkter, der påføres huden, hjælper på inflammationstilstande, og THC-rige produkter, der inhaleres eller indtages oralt, giver smertelindring. Terpenerne beta-caryophyllene og pinene giver antiinflammato-risk virkning og anbefales altid at være tilstede i høje niveauer i cannabisproduktet.

Huntingtons sygdom

Huntingtons sygdom er en dødelig genetisk sygdom, der påvirker patientens funktion, både fysisk og kognitivt. Det påvirker nerverne i hjernen, som gradvist nedbrydes over tid. Der er ingen kur mod Huntingtons sygdom, og den aktuelle mulighed for behandling og medicin hjælper kun patienter med at håndtere nogle af symptomerne. Sygdommen i sig selv har en tendens til at producere flere psykiatriske tilstande, der inkluderer stress- og angstsymptomer.

Medicinsk cannabis viser at reducere spændinger og angst samt hjælpe med at reducere kvalme, rastløshed eller søvnløshed hos patienter med Huntingtons. Flere kliniske forsøg er blevet udført med cannabinoider hos Huntingtons sygdom. Det syntetiske cannabinoid Nabilone gav modstridende data om Huntingtons-associeret chorea (ufrivillige hurtige bevægelser i arme, ben og/eller ansigt): En af patienterne fik forværret tilstand (1,5 mg Nabilone dagligt), hvorimod en anden oplevede forbedring af tilstanden (1 mg Nabilone to gange om dagen). Efterfølgende blev der udført et dobbeltblindet, placebokontrolleret forsøg, hvor Nabilone (1-2 mg dagligt) blev administreret til Huntingtons-patienter i to 5-ugers perioder, adskilt med en 5-ugers udvaskningsperiode. Nabilone var sikker og godt tolereret, men dens virkninger var praktisk taget identiske med placebo i de forskellige motoriske, kognitive, adfærdsmæssige og neuropsykiatriske skalaer, der blev analyseret.

Endelig blev der udført et dobbeltblindet, placebokontrolleret forsøg, hvor Sativex blev administreret (20 mg THC og 20 mg CBD dagligt) til Huntingtons-patienter i to 12-ugers behandlingsperioder, adskilt ved en 4-ugers afvænningsperiode. Sativex var sikker og godt tolereret, men ingen signifikante effekter blev observeret hverken i de motoriske, kognitive, adfærdsmæssige eller funktionelle parametre sammenlignet med placebopatienterne.

I modsætning til de få kliniske studier kun lavet på syntetisk fremstillede cannabinoider påpeger patienter og cannabislæger, at fuldspektrede cannabisprodukter (indeholdende cannabinoider, terpener, flavonoider mm.) hjælper med at holde symptomer nede. Nogle patienter indtager høje doser CBD-rige produkter (200 mg eller mere dagligt) i et udokumenteret forsøg på at bremse progressionen af Huntigtons sygdommen.

Kronisk smerte

Der findes en stor mængde af patienter med kronisk smerte, der er etableret på langvarige opiater for kroniske smerter. Dette kan udsætte dem for betydelig skade, hvor nogle tager ekstremt høje doser. Derudover er langvarig brug af ikke-steroide antiinflammatoriske medikamenter forbundet med en øget risiko for ugunstige kardiovaskulære resultater og tarmblødning, især hos ældre. Smertebehandling er en af de mest almindelige årsager til brugen af medicinske cannabisprodukter. I et studie fra 2018, forsøgte forskere at gennemgå de tilgængelige beviser for at bestemme effektiviteten af medicinsk cannabis i forbindelse med forskellige former for muskuloskeletale smerter. Forskerne vurderede brugen af cannabinoider effektiv til behandling af gigtsmerter, rygsmerte, postoperative- og traumerelaterede smerter.

Flere studier har analyseret sammenhængen mellem THC-dosis og smerte. De viser, at ved indtagelse af høje doser blev der set en signifikant mindskning af smerter i forhold til placebo. Det syntetisk fremstillede cannabisprodukt Sativex (indeholder THC og CBD) har ligeledes vist at være markant smertestillende og forbedrer søvnkvaliteten for patienter med kronisk smerte.

En rapport i USA vurderede patienter, der bruger cannabis som et smertestillende middel. Rapportens fund viste, at 63% af patienterne rapporterede komplet eller næsten fuldstændig smertelindring. Derudover rapporterede 81% at være i stand til at stoppe deres opiatforbrug.

Patienter, der lider af kronisk smerte grundet inflammatoriske tilstande, kan drage fordel i CBD-rige cannabisprodukter. Patienter, der lider af nervebaseret smerte, anbefales af cannabislæger til at bruge en kombination af THC:CBD-rige produkter. Ligeledes anbefales det for patienterne at gå efter fuldspektrede cannabisprodukter (indeholdende cannabinoider, terpener, flavonoider mm.), der har høje niveauer af terpenerne linalool; for sine antiinflammatoriske egenskaber, der potentielt er i stand til at behandle inflammatoriske smerter, samt myrcen, der har vist at være muskelrelakserende.

Kræft

I hele verden berettes der fra kræftpatienter, at de indtager medicinsk cannabis for at bekæmpe nogle af alle de bivirkninger associeret med deres sygdom. Disse patienter rapporterer en række fordele ved cannabis som smertestillende, hurtig lindring af kvalme- og opkastningsfornemmelser ved kemoterapi, appetitstimulerende, forbedring af søvnkvalitet, samt mindre stress og depression.

Der er blevet foretaget en række undersøgelser, der beviser sikkerheden og effektiviteten af cannabis. Det første studie fra 1974 på mus viste, at cannabis udviser antitumoregenskaber. Forsøget var oprindeligt designet til at demonstrere plantens farer og specifikke skader på immunsystemet. De mus, der havde tumorer, blev behandlet i 20 dage med THC, og resultaterne indikerede en reduktion i tumorstørrelsen. Forsøget blev straks stoppet i bestræbelse på at videreføre krigen mod cannabis, men tre årtier senere lykkedes det Dr. Manuel Guzman, professor i biokemi ved universitetet i Madrid, at følge op på de oprindelige eksperimenter fra 1974 med lignende resultater. Han konkluderede, at THC ikke kun mindsker kræftsvulster i mus. De gør det uden at skade de omgivende væv.

For få år tilbage blev det offentliggjort, at cannabinoider produceret naturligt i en cannabisplante, besidder anticanceraktivitet, uanset om de anvendes alene eller i forbindelse med kemoterapi. Yale Cancer Center godkender nu børn diagnosticeret med kræft at bruge medicinsk cannabis, såfremt kræften er avanceret. Cannabinoider hæmmer dannelsen af nye kar i tumoren, som bestemmer, at deres vækst hæmmes, når de ikke modtager tilstrækkeligt blod til at vokse. Cannabinoider inducerer også apoptose eller "selvmord" af tumorceller, mens de raske celler overlever. Det har vist sig, at CBD specifikt hæmmer virkningen af et protein kaldet ID, hvis tilstedeværelse bestemmer større aggressivitet og muligheder for tumormetastase. Dette protein forekommer i flere undertyper, hvoraf ID1 og ID3 er inhiberet af CBD. Det er netop de undertyper, der er nødvendigt at hæmme i kræftprocesser.

De fleste undersøgelser om brugen af cannabinoider i forskellige kræftformer kommer fra præklinisk forskning med forsøgsdyr, oftest mus, og selvom vi deler 93% af generne, ligner deres immunforsvar slet ikke vores med hensyn til effektivitet og kompleksitet. Der er adgang til få kliniske forsøg, men de har en tendens til at være for små med for få patienter til at give endelige resultater. I betragtning af den farmaceutiske industris karakteristika og krav til kliniske forsøg, som er meget dyre i tid og penge, findes der i øjeblikket ikke information, der faktisk er bevist og testet med den metode, som det videnskabelige samfund anmoder om. Det vides stadig ikke nøjagtigt, hvilken kombination af cannabinoider, der er den mest passende til hver type kræft, og heller ikke nøjagtigt hvilke doser, der skal bruges. Når det kommer til at identificere den ideelle dosering, er den vigtigste ting alligevel at starte med meget små mængder og langsomt øge, indtil effekten opnås.

Cannabislæger anbefaler kræftpatienter at gå efter produkter, der er fuldspektret (indeholder cannabinoider, terpener, flavonoider mm.) og med høje niveauer af tepenen humulene. De medicinske virkninger er antiinflammatorisk, smertestillende middel med antitumor egenskaber. Derudover ses humulene at have antibakterielle egenskaber, hurtigere sårheling og hjælper til vægtkontrol.

Mavetarmsygdom

De mest almindelige mavetarmsygdomme ses som Irritabel tarmsyndrom og inflammatorisk tarmsygdom, der rammer millioner af mennesker. Symptomerne er forskellige, men de forårsager hver især smertefulde kramper, kronisk diarré eller forstoppelse, kvalme og betændelse i tarmen. Forskning viser, at cannabis og cannabinoider er effektive til behandling af symptomerne på disse GI-lidelser delvist, fordi det interagerer med de endogene cannabinoidreceptorer i fordøjelseskanalen, hvilket kan resultere i beroligende spasmer, formindske smerter og forbedre motiliteten. Det er også vist, at cannabis har antiinflammatoriske egenskaber, og nyere undersøgelser har vist, at cannabinoider er immunsystemmodulatorer, hvilket enten forbedrer eller undertrykker immunrespons.

Cannabis har en lang dokumenteret historie med brug til behandling af mave/tramsygdomme. Kliniske forsøg har stort set været begrænset til undersøgelser af kvalmeundertrykkelse og appetitstimulering, hvilket viste sig at være meget effektivt. Der er i dag omfattende anekdotiske beviser fra patienter med smertefulde mavetarmsygdomme, at cannabis letter krampe og hjælper med at mindske diarré, forstoppelse og sure opstød. Nylig laboratorieundersøgelse af menneskets endocannabinoide system har identificeret, at der findes mange cannabinoidreceptorer placeret i både tyktarmen og tyndtarmen.

CBD har vist at reducere hypermotilitet, betændelse og vævsskade i eksperimentelle modeller af mave/tramsygdomme. I et forsøg forbedrede THC signifikant appetit og kvalme sammenlignet med placebo. Der var også tendenser mod forbedret humør og vægtøgning. Uønskede effekter var generelt milde eller moderate i intensitet.

Patienterne, der lider af mavetarmsygdomme, har påpeget, at indtagelse af cannabisprodukter med lige dele af THC og CBD giver bedst effekt i form af smertelindring, øget appetit og mindskelse af inflammation. Terpenerne beta-caryophyllene, limonene og pinene har vist sig at være specielt effektive i behandling mod tarmsygdomme.

Migræne og hovedpine

For dem, der regelmæssigt oplever migræne, bærer livet på mange udfordringer. Tilsyneladende ufarlig stimuli som skarpe lys, stærke aromaer eller høje lyde kan udløse uudholdelig smerte. Stress, nakkespænding og endda jetlag kan også sætte en lammende migræne i bevægelse. Denne intense smerte kan ledsages af et tab af fornemmelse, kvalme eller alarmerende visuelle ændringer. Selvom medicin, der ofte er ordineret til forebyggelse og behandling af migræne, hjælper nogle individer, tilbyder de ikke behandling af alle former for migræne.

En undersøgelse fra 2019 rapporterede, at cannabis kunne reducere sværhedsgraden af migræne og hovedpine med 50%. Koncentrater indtaget oralt eller i mundhulen så ud til at tilbyde markant bedre virkning, end hvis cannabisblomst blev inhaleret. Derudover belyste en undersøgelse fra 2019, at 88,3% ud af 279 patienter rapporterede en forbedring af deres hovedpine efter brug af cannabis. Mere end halvdelen af patienterne bemærkede en reduktion i hovedpinefrekvens, og en tredjedel fandt, at deres søvn blev bedre. Halvdelen af dem, der brugte opiatmedicin, kunne reducere deres forbrug. Patienter hævder, at cannabis til behandling af migræne har resulteret i mindre fravær fra skole eller arbejde og har overordnet forbedret livskvaliteten.

Cannabislæger anbefaler THC-rige produkter til at lindre svær hovedpine, gerne indtaget i flere små doser fordelt over dagen. Nogle patienter hævder dog, at CBD-rige produkter bedre lindrer migræne. Mange migrænepatienter inhalerer cannabis for at opnå hurtigst mulig virkning.

Multipel sklerose

Multipel sklerose (MS) er en sygdom, der påvirker centralnerve-systemet, der inkluderer hjernen, rygmarven og synsnerverne. MS er en sygdom, hvor kroppens egne antistoffer og immuncel-ler angriber myelin i hjerne og rygmarv. Myelin er celler, der lig-ger som isolering rundt om nervefibrene i hjerne og rygmarv. Sygdommen kan give mange forskellige symptomer som forstyr-relse af sanser og muskler, træthed og psykiske symptomer. For-skellige godkendte lægemidler kan hjælpe med at reducere hyp-pigheden af MS-tilbagefald, langsom progression af handicap fra MS og lindre symptomer på MS, men ingen af disse lægemidler er helt effektive. Mange mennesker oplever fortsat tilbagefald, progression og symptomer fra deres MS.

I et forsøg blev der konkluderet signifikant forskel mellem pati-enter, der indtog godkendte lægemidler mod MS i forhold til pa-tienter, der fik magistrelt fremstillet THC. Ved indtagelse af THC blev der set større forbedringer i spasticitet, spasmer og søvn også sammenlignet med dem, der fik placebo. En systematisk gennemgang i 2015 vurderede 11 forskellige undersøgelser med i alt 2138 patienter, der sammenligner effekten cannabinoider af enhver type med placebo på spasticitet relateret til MS. Selvom de specifikke detaljer i undersøgelserne varierer, antyder de fleste, at cannabinoider er forbundet med forbedringer i selvrapporteret spasticitet.

Flere undersøgelser har set på effekten af cannabis på nervesmerter hos mennesker med MS. En undersøgelse, der varede i fire uger hos 64 personer med MS, viste et fald på 41% i gennemsnitlig smerteintensitet i gruppen, der indtog Sativex (THC og CBD), sammenlignet med et 22% fald i smerter i gruppen, der indtog placebo. Lignende virkninger på smerter blev fundet i to yderligere undersøgelser. Den ene med 630 personer og den anden med 279 personer, hvor man sammenlignede virkningerne af orale cannabinoider med placebo.

Mange MS-patienter beretter, at cannabis hjælper på deres symptomer som spasticitet, depression, træthed og inkontinens. Cannabislæger anbefaler, at cannabisprodukterne kan inhaleres eller optages gennem mundhulen for hurtig virkning og nem doseringsmetode. Patienter vælger både at bruge produkter, der er THC-rige, CBD-rige, men oftest en lige kombination af både THC og CBD. Ud over cannabinoider er det vigtigt, at cannabisproduketet er testet for højt indhold af terpenerne pinene (smertelindring, antiinflammatorisk), linalool (smertelindring, hjælper angst og depression, antiinflammatorisk) og myrcene (smertelindring og antiiflamatorisk).

Parkinsons sygdom

Parkinsons sygdom er en kronisk lidelse, der langsomt tiltager. Med tiden mistes flere af de nerveceller i hjernen, som indeholder signalstoffet dopamin, og symptomer på dopaminmangel opstår. Sygdommen kan på nuværende tidspunkt ikke helbredes, men ved et optimalt behandlingsforløb kan langt de fleste personer forvente en høj grad af symptomdæmpning og et livsforløb, som ikke bliver kortere på grund af sygdommen.

Virkningerne af cannabinoider på Parkinsonspatienters nerver, motoriske symptomer og betændelse er blevet undersøgt meget i dyremodeller. Rotter, der modtog daglig behandling med THC eller CBD, havde signifikant højere niveauer af dopamin sammenlignet med dyr, der ikke modtog behandling. En undersøgelse foretaget i 2016 konkluderede, at CBD forbedrede motoriske og kognitive svækkelser induceret hos Parkinsonspatienter. Yderligere har små mængder af cannabinoidet THCV vist sig at være antiiflammatorisk i behandling af Parkinsons sygdom.

Det har vist sig, at det endocannabinoide system er ændret i Parkinsons sygdom, både i forsøgsdyrmodeller og hos patienter med tilstanden. Undersøgelser har beskrevet en stigning i CB1-receptor og CB2-receptor i nervecellerne og en stigning i niveauet af endocannabinoider. Dette er blevet fortolket som kroppens reaktion på skadene forårsaget af sygdommen. Nogle

215

betragter det endocannabinoide system som hjernens medfødte forsvarsmekanisme. På trods af den store mængde prækliniske beviser er der et stort behov for kliniske undersøgelser af Parkinsons sygdom.

Patienter har rapporteret gavn af flere forskellige doseringsmetoder med medicinsk cannabis. Nogle hævder, at THC-rige produkter virker bedst, hvor andre taler for CBD-rige produkter. Cannabislæger anbefaler altid at starte med små doser uanset doseringsmetode, indtil ønskede effekt opnås.

Posttraumatisk stress (PTSD)

Posttraumatisk stresslidelse, eller PTSD (Posttraumatic Stress Disorder), er en psykisk lidelse, som kan optræde efter, man har været vidne til eller selv deltaget i livstruende hændelser såsom krigshandlinger, tortur, voldtægt, overfald, bilulykker, naturkatastrofe mm.

Øget opmærksomhed på den potentielle anvendelse af cannabis til behandling af posttraumatisk stress lidelse (PTSD) indikerer, at nogle af plantens aktivstoffer mindsker særlige symptomer på PTSD. I et studie fik patienter ordineret 5 mg THC to gange dagligt, hvilket forbedrede søvnkvaliteten signifikant. Nabilone har vist at forbedre søvn, reducerede mareridt og formindskede andre PTSD symptomer. Ud over potentielt at reducere PTSD-symptomer mindsker cannabis også tilbøjeligheden til betændelse og kan være nyttigt i psykologiske tilstande, der involverer forhøjede inflammatoriske processer i hjernen.

Meget skal stadig vurderes vedrørende effektiviteten og sikkerheden af cannabis til behandling af PTSD og andre tilstande. Der forbliver blandt andet spørgsmål om effektive doser til forskellige forhold, hvor længe stoffet skal tages, før der kan forventes positive effekter, potentielle kønsforskelle i effektiviteten, og i hvor høj grad der kan forventes bivirkninger.

Cannabislæger advokerer for CBD-rige fuldspektrede cannabis-produkter for at mindske angst. Patienter hævder, at THCV-rige produkter skulle mindske angst samtidig med at være smertestillende uden en euforisk virkning. Det anbefales at gå efter cannabisprodukter med høje indhold af terpenerne myrcene (beroligende effekt) og limonene (mindsker angst). Det bør undgås at indtage cannabisprodukter med for høje koncentrationer af pinene, da det forbedrer hukommelse, hvilket netop kan være en uønsket effekt ved PTSD.

Rygmarvsskade

At have en rygmarvsskade betyder, at der er sket en skade på de nerver i rygmarvskanalen, som forbinder hjernen med kroppen. Rygmarvskanalen ligger inde i rygsøjlen. Rygmarvsskader kan inddeles i to forskellige kategorier: Traumatiske og ikke-traumatiske rygmarvsskader. Traumatiske rygmarvsskader skyldes ulykker, hvor rygsøjlen brækker (trafik- eller faldulykker). Ikke-traumatiske rygmarvsskader skyldes sygdom (svulster, diskusprolaps, betændelse), eller det kan skyldes medfødte misdannelser (rygmarvsbrok).

Undersøgelser har vist, at cannabis er effektiv til behandling af en række forskellige symptomer og med mindre skadelige bivirkninger sammenlignet med mange receptpligtige medikamenter. En undersøgelse udført i 2006 viste, at en kombination af cannabis og massage var en af de mest effektive og langvarige behandlinger, der tilbydes for rygmarvsskader.

Cannabis er en velkendt behandling til forskellige smertebetingelser og kan være en effektiv måde at bekæmpe både kortvarige og kroniske smerter, hvilket gør det til en ideel mulighed for rygmarvsskadede patienter, der kan lide af smerter på begge områder. Nylige studier har undersøgt cannabis som ikke kun en behandling af symptomerne på en rygmarvsskade, men også som et middel til at reparere de beskadigede celler.

Undersøgelser har vist, at cannabis stimulerer en nervebeskyttende respons, hvilket kan være gennembrud for nogle rygmarvsskadede patienter, da selv den mindste forbedring kan gøre en enorm forskel for disse mennesker.

THC har vist at være et effektivt stof til at bekæmpe spasticitet, som ofte ses ved rygmarvsskader. Forskerne konkluderede at patienterne havde behov for mindst 15-20 mg THC per dag for at opnå den ønskede effekt.

Patienter hævder at cannabisprodukter med lige dele THC og CBD giver bedst lindring af symptomer. Doseringsmetoden varierer mellem patienterne, men inhalation af fuldspektret cannabis giver hurtig og effekt virkning. Terpenerne myrcen og linalool, der er beroligende, har vist sig at være gavnlige til at behandle rygmarvsskadede patienters symptomer i form af angst, spasticitet og søvnproblemer.

Skizofreni

Skizofreni er en kronisk hjerneforstyrrelse, der forårsager perioder med psykotiske symptomer, såsom vrangforestillinger, hallucinationer og problemer med at fokusere.

Længe har cannabisbrug været sammenfattet med udviklingen af psykose. Overforbrug af koffein, nikotin, alkohol og andre stimulanser giver også hallucinationer. Psykose er et symptom: en midlertidig desorientering, der minder om at drømme i vågen tilstand med underlige billeder og lyde, ofte ledsaget af paranoia eller en ildevarslende fornemmelse. Langt de fleste mennesker, der har denne form for psykotisk oplevelse, udvikler ikke en vedvarende tilstand som skizofreni. Skizofreni er kendetegnet ved episoder med psykose, der gentager sig i årevis, samt kognitive problemer og social tilbagetrækning.

Psykotiske tilstande er ofte arveligt. Nogle undersøgelser viser, at personer, der er udsat for eller med en øget risiko for at udvikle psykose, oplever virkningerne af cannabis anderledes end jævnaldrende uden en sådan historie. Det blev konkluderet, at patienterne havde større sandsynlighed for at opleve psykoselignende effekter, såsom paranoia. Undersøgelsen viste, at cannabis ikke forårsager skizofreni i sig selv, men en genetisk disponering er nødvendig. De nævner dog, at det er meget sandsynligt, at cannabisbrug i ungdomsårene frem til 25 år, når hjernen modnes hos et genetisk sårbart individ, kan indlede starten af skizofreni. Mere forskning er nødvendigt for at konkludere dette.

Få patienter beretter, at THC-rige produkter giver dem lindring af symptomer knyttet til skizofreni. Dog påpeger de fleste at være påpasselige med THC og i stedet gå efter fuldspektret CBD-rige cannabisprodukter. De hævder at have mindre hallucinationer og desorienteringer, forbedret humør og følte mindre angst. Terpenerne myrcen, limonen og linalool anbefales i større koncentrationer, da de har beroligende effekt.

De fleste patienter bruger cannabisprodukter ved siden af godkendte lægemidler mod skizofreni for at hjælpe med at kontrollere bivirkningerne ved den godkendte medicin. Få beretter at bruge cannabisprodukter alene til at behandle skizofreni.

Søvnforstyrrelser

Det kan være mange årsager til søvnløshed, såsom kropslig sygdom eller psykisk sygdom, uhensigtsmæssig adfærd eller sociale årsager. Nogle gange finder man aldrig årsagen. Mange sygdomme kan medføre vedvarende søvnbesvær.

Der har været studier, der antyder både gavnlige og skadelige virkninger af cannabis og cannabisrelaterede produkter på søvn. En dobbeltblind, placebokontrolleret undersøgelse, hvor patienter fik ordineret 15 mg THC og 15 mg CBD, havde de nedsat søvnkvalitet. Imidlertid fandt den samme undersøgelse, at ordinering af 15 mg THC alene ikke havde nogen indflydelse på søvnen. En tredje undersøgelse viste, at hos et enkelt individ øgede THC søvnkvaliteten signifikant ved ordination af 300 ug / kg.

CBD's potentielle indflydelse på søvn er rapporteret i gnavermodellen. I en undersøgelse gennemførte forskerne først eksperimenter på rotter, der var opdelt i tre grupper (kontrol, enkeltdosis på 20 mg / kg CBD og enkeltdosis på 40 mg / kg CBD). Både 20 og 40 mg / kg koncentrationer demonstrerede signifikant forbedret søvnkvalitet. Derudover demonstrerede gruppen med den højeste dosis CBD færre vågne perioder og øget tid i dyb søvn.

THC og terpener som myrcen og linalool har beroligende effekt og viser at forbedre nattesøvnen for patienter der lider af

223

søvnforstyrrelser. Mange eksperter anbefaler at indtage THC-rige fuldspektrede cannabisprodukter 1-2 timer inden sengetid afhængig af doseringsmetode (se forrige kapitel). Nogle patienter hævder, at CBD indtagelse kort inden sengetid kan have en opkvikkende effekt.

Tourettes syndrom

Tourettes syndrom er en type neurologisk lidelse, der er karakteriseret ved stereotype, gentagne, ufrivillige vokaliseringer og bevægelser kendt som tics. For eksempel kan patienten gentagne gange rykke på skuldrene, blinke med øjnene eller sige fornærmende ord eller usædvanlige lyde ved Tourettes syndrom.

Flere undersøgelser rapporterer, at THC til behandling af Tourettes syndrom hos voksne resulterede i en forbedring af tics. På grund af de beroligende virkninger ved nogle cannabissorter kan planten hjælpe mod vrede, irritabilitet, søvnløshed og angst uden slemme bivirkninger.

Yderligere forskning skal udføres i behandlingen af medicinsk cannabis for Tourettes syndrom, så læger kan skræddersy doser og medicin til den enkelte. Det er dog meget begrænset, hvad der findes af studier, der beviser at aktivstoffer fra cannabis hjælper mod Tourettes syndrom.

Patienter hævder at have gavn af THC-rige produkter til behandling af tics og andre symptomer. Derudover har mange patienter gavn af fuldspektret produkter med lige dele THC og CBD. Selvom der ikke er noget bevis for, at CBD alene er effektiv til behandling af Tourette-syndrom, er angst kendt for at øge hyppigheden og sværhedsgraden af tics, og CBD har bevist i mange kliniske studier at have effektiv angstreducerende virkning.

Traumatisk hjerneskade

Traumatisk hjerneskade rammer rigtig mange mennesker hvert år og er en af de største dødsårsager hos unge. Traumatisk hjerneskade udløses normalt af hjernerystelser ved f.eks. fald, bilulykker og kontaktsport som fodbold. Mange, der overlever hovedskader, ender med permanent neurologisk og adfærdsnedsættelse, lærings- og hukommelsesproblemer, post-traumatiske anfald og lavere forventet levealder. Desværre er behandlingen af traumatisk hjerneskade begrænset, og der er kun få farmaceutiske muligheder. Niveauet af endocannabinoider stiger signifikant ved hjerneskader, hvilket indikerer en nervebeskyttende rolle ved det endocannabinoide system. Syntetiske cannabinoider givet til forsøgsdyr med hjerneskade, beskyttede mod at hjerneceller døde eller tog skade. Bevist i mange studier.

CBD har vist at reducere nerveskader, hjerneødem og anfald samt forbedre motorik. En artikel fra 2014 så på, hvordan cannabisbrug påvirkede dem, der led af traumatisk hjerneskade. En positiv screening for THC var forbundet med nedsat dødelighed hos patienter, der oplevede traumatisk hjerneskade. I et andet studie viser CBD at reducere traumatisk hjerneskade og fremme lindring i dyremodeller. Fordelene ved CBD er velkendte blandt boksere, fodboldspillere og andre atleter, der har oplevet en hjerneskade. Professionelle fodboldspillere vender sig mod CBD som en måde at forhindre kronisk traumatisk encephalopati, en degenerativ sygdom, der er knyttet til gentagne hovedskader, der forårsager aggression, depression, demens og endda selvmord. Forebyggelse er derfor afgørende.

Cannabislæger hævder, at deres patienter har bedst gavn af fuldspektret cannabisprodukter med høje niveauer af CBD og terpenerne limonen, pinen, linalool, beta-caryophyllene og humulen.

Kapitel 9

Danske patienters historier

Danske patienters historier

Som en afslutning på denne bog rundes sidste kapitel af med beretninger fra danske cannabispatienter. Alle medvirkende patienter til denne bog har haft gavn af cannabismedicin til behandling/lindring af deres sygdomstilstande. Dette betyder ikke nødvendigvis, at alle mennesker har gavn af cannabis. Alligevel tyder beretninger samt videnskabelige resultater på, at mange patienter har mere eller mindre positiv effekt ved indtagelse af cannabis.

Det kan ikke gøres tydeligt nok, at det endocannabinoide system fungere forskelligt fra person til person. Det er derfor altid vigtig at prøve sig frem i små doser, da cannabis ikke virker ens ved hver patient.

Alle patienters beretninger i denne bog er anonyme. Dette er valgt for at tage hensyn til patienterne. Nogle patienter indtager cannabis gennem forsøgsordningen med medicinsk cannabis, hvorimod andre patienter køber udenom læge og apotek, hvilket naturligvis ikke er lovligt.

229

Krigsveteran med PTSD

Min PTSD stammer fra en udsendelse til Irak i foråret 1992. Vi var indkvarteret i egne lejede boliger og mødte op i HQ før hver vagt. Vi havde en 9 mm pistol og vores uniform. Det var den sikkerhed, vi havde. Jeg blev ofte ringet op om natten af kvinder, der blot ønskede at tale med mig. Det var tydeligt, at det var chikane eller forsøg på at få oplysninger. Der var mange stemmer i baggrunden. Dermed sagt, at Saddams efterretningsvæsen vidste, hvor vi var. Det gav mig en frygt for mit liv, der udviklede sig til, hvad jeg selv kalder paranoia. Derudover havde jeg et par nærdødsoplevelser, der var som olie på en ild.

Efter hjemsendelse blussede min paranoia op, Saddam havde vore private oplysninger. Det havde det danske forsvar sørget for. Trist, men sandt. Derfor var der i min fantasi ikke nogen tvivl om, at den bedste form for terror, der kunne udøves fra Iraks side, var at nakke os med familie en efter en. Det skete heldigvis ikke, men min paranoia holdt i et halvt års tid. Og da jeg begyndte en ny mission i Eks- Jugoslavien, var jeg kold og havde sagt farvel. Følte ikke angst eller noget andet. Antageligt, fordi mine receptorer var lagt ned af for meget Kortisol og adrenalin. Jeg byttede rundt på tal og bogstaver og kunne ikke selv se det. Det hele spidser til, og jeg oplever tunnelsyn og tønde-tale. Går til sidst ned med stress og kommer i psykologbehandling.

Psykologen har ikke mange samtaler med mig, før han fortæller mig, at han mener, jeg har PTSD, og at jeg skal ringe til Veterancenteret. Jeg kommer derefter i specialbehandling ved ATT i Vejle. Får en masse værktøjer, der hjælper mig meget. Jeg begynder at interessere mig for, hvad der sker i hovedet på folk, der har haft stress i så mange år som jeg. Og kommer hurtigt ind på cannabis.

Har været i konsultation ved privat smerteklinik, hvor jeg fik ordineret CBD-olie. Det virkede desværre ikke for mig. Priserne var alt for høje, og der var meget ufleksible konsultationstider. Jeg bruger stadig CBD-olie, men nu på vandbaseret form fra Luxemborg, da det gør optagelsen næsten 100%. For at tage min angst er jeg nødt til at benytte en fuldspektret olie med 30% THC og 30% CBD én til to dråber til natten, som købes ved en fast illegal leverandør i Danmark.

Kræftpatient

Jeg stiftede bekendtskab med cannabis i forbindelse med Søs Egelins fjernsynsudsendelse. På det tidspunkt led jeg af en 20 år gammel hovedpine på niveau med svær hjernerystelse. En hovedpine, der udelukkende kunne dæmpes med morfin og ketogan. Jeg afprøvede cannabissen i form af rygning og oplevede, at to til fem inhaleringer mindskede hovedpinen markant, uden at medvirke til bivirkninger som at blive skæv. Jeg græd den dag af lykke – den første dag i 20 år uden en invaliderende hovedpine. Min kone og jeg svor at skulle vi eller nogen af vore kære få en lidelse af alvorlig karakter, så skulle cannabis prøves. Det blev så mig.

Efter et langt undersøgelsesforløb blev jeg i december 2019 diagnosticeret med prostatakræft. Forløbet oplevede vi som meget problematisk, og tilliden til lægerne forsvandt. Dette blev årsagen til, at jeg startede på cannabis. Jeg blev fortalt, at min kræft var i den ufarlige ende af skalaen, så jeg skulle tage det roligt og afvente en ny blodprøve efter tre måneder. Ved selv at rekvirere blodprøver viste det sig, at mine PSA-tal var stigende indtil den dag, hvor jeg begyndte at tage cannabissen. Herefter begyndte PSA at falde langsomt, men jævnt. I marts 2020 startede jeg på behandling med Bicalutamid (kvindelige kønshormoner), der skulle sikre, at kræften i en periode ikke udviklede sig. Vi fik selv gennemtrumfet diverse scanninger, men det viste sig, at kræften ikke var så harmløs, som lægerne påstod; men derimod meget aggressiv.

Det cannabis, jeg indtager, er købt over nettet. Jeg indtager CBD-olie 60% og THC-olie 80% til oral levering. Dosismængden var i første omgang 9 rsk (riskorn) CBD og 8 rsk THC. Herefter hævede jeg dosismængden først til 12 rsk til nu 15 rsk (0,05 g). Jeg er nu gået over til rektal indtagelse, idet jeg blev for skæv ved så store mængder indtaget oralt. Min aggressive psoriasis og kroniske hovedpine er derudover helt forsvundet.

Rygmarvspatient

For mere end 20 år siden fik en rygmarvsbetændelse, også kaldet myelitis, som var forårsaget af en virusinfektion. Jeg blev lam fra hoften og ned, og fik en brændende fornemmelse på huden ved berøring. Jeg var under behandling på neurologisk afdeling på Glostrup hospital gennem flere år, og kom ved hjælp af genoptræning til at få følelsen og førligheden tilbage. Dog går jeg stadig jævnligt til kontrol, og har varige mén deraf, med nervesmerter der kommer og går i ryggen og benene. Af og til med så kraftige smerter, at jeg ikke er i stand til at bevæge mig overhovedet.

Jeg startede for 3 år siden med magistrelt fremstillet cannabis, da jeg opsøgte Tina Horsted, som er tidlige smertelæge på Rigshospitalet, og som i dag har sin egen smerteklinik i København. Her anbefalede hun mig, at jeg startede op på CBD-olie, som apoteket i Glostrup får lavet.

For 2 år siden kom jeg med i forsøgsordningen med medicinsk cannabis. Her blev jeg anbefalet at lave en te fra produktet Bediol (tørret cannabisblomst), som indeholder både CBD og THC. Herved skulle det give mine nervesmerter ro med THC, og en genopbyggende effekt med CBD. Når jeg i perioder har alt for kraftige smerter, der skyldes min tidligere rygmarvsbetændelse, så indtager jeg en te der hedder Bedrocan, med højere dosis af

THC, da det som det eneste middel virker beroligende og afslappende på mine lidelser.

Ved indlæggelser i forbindelse med voldsomme smerter, har hospitalet givet mig ekstrem høj dosis morfin, som skulle lindre smerten, men den gav mig kun kvalme og gjorde mig ekstrem døsig. Morfin har for mig ingen effekt overhovedet, når smerten fra mine nerver i ryggen blusser op. Derfor indtager jeg i dag kun medicinsk cannabis, der aldrig har udvist nogle negative bivirkninger på mig, men som i stedet virker genopbyggende og lindrer den smerte, som opstår af og til. Desuden har jeg fået en langt bedre nattesøvn, så jeg er mere udhvilet om dagen.

Sklerosepatient

Jeg blev i februar 2019 diagnosticeret med attakvis sklerose. Mit første attak har jeg nok haft et år tidligere, men jeg blev først MR skannet i slutningen af 2018, hvor de endelig fandt årsagen til de føleforstyrrelser og den træthed jeg var plaget af. Kort efter fik jeg min første infusionsbehandling. Nogle måneder efter oplever jeg en dag på arbejdet et voldsomt jag af smerte henover mit hoved. Smerterne varer maksimalt et par minutter, men er så intense at jeg har svært ved at bide dem i mig. Herefter har en ubehagelig følelse af trykken henover mit hoved, som ind imellem forværres og bliver til stærke smerter. I starten kommer smerterne meget sporadisk, men efterhånden bliver det hyppigere, dog i varierende smertegrad. Til opfølgning hos min læge på skleroseklinikken bringer jeg det selvfølgelig op, og får her at vide, at det jeg oplever er nervesmerter. Nervesmerter er svære at behandle medicinsk og man behandler typisk med neuroepileptika eller antidepressiver med alvorlige bivirkninger. Oveni den sklerosetræthed jeg allerede var ramt af, blev det svært for mig at passe min hverdag og mit arbejde.

Jeg ender med at deltage i et forskningsprojekt med medicinsk cannabis på pilleform (magistrelt fremstillet), der skulle indtages 3 gange dagligt. Udover nogle bivirkninger som betød dosis måtte justeres ned, oplevede jeg en enorm effekt på mine

HELENA CHRISTENSEN

nervesmerter. De intense jag af smerte var nu blot lidt sære for-
nemmelser henover hovedet. Projektet var kortvarigt, og da jeg
efter få uger skulle trappe ud af den medicinske cannabis, kom
mine nervesmerter tilbage. Jeg fik derfor recept på cannabisolie
(magistrelt fremstillet), der skal optages gennem slimhinderne i
munden, med effekt indenfor en ½ time. Det er derved et præpa-
rat jeg kan nøjes med at bruge, når smerterne dukker op. Jeg har
også muligheden for at kunne justere dosis efter, hvor stærke
smerterne er. For det meste kan jeg nøjes med 10 dråber. Jeg
har nu haft recept på cannabisolie i et halvt års tid. Jeg har haft
gode perioder, hvor jeg næsten ikke har brugt olien, men jeg har
også haft perioder, hvor jeg ikke ville have været i stand til at
passe mit arbejde og slet ikke mine fritidsinteresser, hvis jeg ikke
havde haft cannabisolie på recept.

Smerte- og angstpatient

I 2011 får jeg en diskusprolaps, der presser på nerverne til højre ben. To år efter føder jeg min søn efter en hård og kompliceret graviditet pga. en hjertefejl som er ved at koste ham livet. Jeg har på det tidspunkt haft angst siden jeg var 18 år, men har via kognitive redskaber kunne holde det nede. Efter min søns fødsel begynder min angst at blomstre igen, og den overtager stille og rolig min hverdag. I 2015 får min søn konstateret en hjerneskade, cerebral parese, som følge af hans hjertefejl. Her stiger min angst til et helt nyt level. Jeg begynder at få flere og voldsommere angstanfald, hvor de også bliver fysiske i form af besvimelse.

I 2017 får jeg endnu en diskusprolaps og samme år bliver jeg gravid med min datter. Efter fødslen er min ryg/hofte skæv, med ubeskrivelige smerter. Min angst og depression stiger. Jeg får konstateret Modic forandringer i to knogler, en betændelsestilstand, som minder om at have hundredvis af små knoglebrud på en gang. Jeg starter på morfin og sertralin, og bliver egentlig en omvandrende zombie der er 90% smertefri 2x5 timer dagligt. Min læge nægter at give højere dosis af morfin, og i samme samtale nævner jeg cannabis, hvori hun ikke er imod det. Jeg har nu været morfinfri i 1 år, tager ikke angst/depressiv midler eller medicin for stivheden i kroppen. Da jeg første gang begyndte at indtage cannabis, førte jeg en logbog over, hvordan jeg reagerede på

det, hvad jeg spiste inden og efter, hvordan jeg sov mm. Jeg kø-
ber cannabis på 'det sorte marked' grundet bedre effekt og priser.
Jeg reagerer negativt overfor THC, da det fremmer mit angst.
Jeg var derfor nødt til at fjerne det, og acceptere flere smerter i
min krop. Med THC lå jeg på 90% smertedækning men med psy-
kiske forstyrrelser. Uden THC ligger jeg på 60% smertedækning
helt uden psykisk forandring.

Jeg fandt frem til, at der var stor forskel på doseringsmængden,
f.eks. antal af dråber morgen og aften. Hvis jeg tog flere dråber
til natten, så skulle jeg tage færre dråber om morgenen og så
supplere med en enkelt til middag. På den måde holder jeg lidel-
ser nede hele døgnet uden udsving.

HELENA CHRISTENSEN

Begrebsforklaring

2-AG   Kendt som 2-arachidonoylglycerol. En kemisk forbindelse, kategoriseret under endocannabinoider. Dannes i kroppen og integrerer med det endocannabinoide system.

Abstinens   En fællesbetegnelse for de symptomer, der kan forekomme, når man stopper med en vanelig fornøjelse.

Aeroponisk dyrkning   En dyrkningsmetode som mest bruges indendørs. Rødderne hænger frit i luften under potten og sprøjtes jævnligt med gødningsvand vha. dyser og timere.

Afkriminalisering   Mindskelse af strafferetlige sanktioner i forhold til forbrug af cannabis, hvilket afspejler ændrede sociale og moralske synspunkter.

Agonist   Et stof, som bindes til en receptor, der aktiverer en kemisk proces i en celle.

Aktivstoffer	Cannabinoider, terpener og flavonoider er grupper af aktivstoffer, ekstremt differentierede molekyler, der dannes i cannabisplanten og hjælper til at tilpasse miljøet.
Anandamid	En kemisk forbindelse, kategoriseret under endocannabinoider. Dannes i kroppen og integrerer med det endocannabinoide system.
Antagonist	Et stof, som bindes til en receptor, der hæmmer en kemisk proces i en celle.
Apigenin	Aktivstof kategoriseret under flavonoider, der findes naturligt i cannabis
Apoptose	Celle fortære sig selv i et programmeret celledød.
Arter	Der findes kun én art af cannabisblomsten, nemlig Cannabis sativa.
Automatisk blomstring	En autoplante sætter blomstringen i gang automatisk uafhængigt af nattelængden som normalt bestemmer blomstringen. Denne teknik er genetisk bestemt.

Bakterie-system	Et bioteknologisk værktøj til at producere aktivstoffer i værtsorganismer som mikroorganismer.
Bhang	En hellig indisk drik med cannabis, der er benyttet i flere tusinde år.
Biosyn-tese	En enzymkatalyseret proces i alle levende celler, hvor substrater omdannes til mere komplekse produkter.
Biotilgæn-gelighed	Den del af et administreret lægemiddel som uændret når frem til det systemiske kredsløb. Den procentdel af en dosis, der når frem til blodbanen i uomdannet tilstand.
Blunt	En joint rullet i dækbladene fra en cigar. En meget populær måde i Amerika at ryge cannabis.
Bong	Et klassisk redskab til rygning af cannabis. Kan oftest fyldes vand i, så røgen filtreres, når der inhaleres.

Bredspektret	Et produkt der er raffineret, hvor f.eks. THC er fjernet men formår at bevare en bred vifte af forbindelser produceret naturligt i cannabisplanten.
Butan	Alkohol der bruges til at drive aktivstofferne ud af cannabisplanten under ekstraktion.
Bæredygtighed	Et udtryk for en teknologis eller en kulturs slid på naturgrundlaget. Aktivstoffer fra cannabis produceret bioteknologisk er mere bæredygtigt end ved traditionel fremstilling.
Cannabinoid receptor	Dele af endocannabinoidsystemet placeret i celler i kroppen, der aktiveres af cannabinoider. To typer cannabinoidreceptorer er blevet opdaget, herunder CB1 og CB2.
Cannabinoider	Inddeles i endocannabinoider (kroppen), phytocannabinoider (cannabisplanten) og syntetiske cannabinoider (laboratoriet).
Cannabis	Cannabis sativa er det latinske artsnavn for cannabisplanten. Ordet cannabis bruges bl.a. i farmaceutiske, medicinske, rekreationelle og industrielle sammenhænge.

Cannabis-bulk	Forarbejdet cannabis, der er klar til at blive forarbejdet videre eller til at blive pakket i forbrugerklare pakninger.
Cannabis-læge	Autoriseret læge, der påtager sig ansvaret ved patienters cannabismedicinering. Udskriver recepter på cannabisprodukter.
Cannabis-mellem-produkt	Fremstilles ved, at en dansk virksomhed mærker et udgangsprodukt, der herefter kan sendes til apoteker.
Cannabis-patient	En patient der indtager cannabis til medicinsk brug enten illegalt eller gennem læge og apotek.
Cannabis-producent	En virksomhed der har opnået tilladelse fra lægemiddelstyrelsen til at håndtere, bearbejde og sælge cannabisprodukter. En virksomhed der ulovligt håndterer, bearbejder og sælger cannabisprodukter.
Cannabis-produkter	Produkter med aktivstoffer udvundet fra cannabisplanten eller tilsat syntetiske cannabinoider.

Cannabis-slutpro-dukt	Fremstilles ud fra et cannabismellemprodukt, og det færdige cannabisslutprodukt kan udleveres til en konkret patient efter lægens recept. Et apotek eller sygehus foretager denne sidste del af fremstillingen.
Cannabis-udgangs-produkt	Et færdigt cannabisprodukt fra et andet land, kan importeres til forsøgsordningen, og sendes til apoteker. Begrebet omfatter også dansk dyrket cannabis, der er pakket i forbrugerklare pakninger fra cannabisbulk. De danskdyrkede udgangsprodukter kan eksporteres.
Cannflavin A, B og C	Aktivstoffer kategoriseret under flavonoider, der findes naturligt i cannabis.
Caryophyl-lene	Aktivstof kategoriseret under terpener, der findes naturligt i cannabis.
CBC	Kendt som cannabichromene. En kemisk forbindelse, kategoriseret under phytocannabinoider, fundet i cannabis.
CBD	Kendt som cannabidiol. En kemisk forbindelse, kategoriseret under phytocannabinoid, fundet i cannabis.

CBD-olie	Produkter med CBD-molekyler opblandet i andre olier. Produkterne kan indeholde fuldspektrede, bredspektrede eller isolater af cannabis.
CBE	Kendt som cannabielsoin. En kemisk forbindelse, kategoriseret under phytocannabinoider, fundet i cannabis.
CBG	Kendt som cannabigerol. Et stof, kategoriseret under phytocannabinoider, fundet i cannabis.
CBN	Kendt som cannabinol. En kemisk forbindelse, kategoriseret under phytocannabinoider, fundet i cannabis.
CBT	Kendt som cannabitriol. Et stof, kategoriseret under phytocannabinoider, fundet i cannabis.
Charas	Håndlavet indisk hash. En teknik der er brugt igennem flere tusinde år.
Chillum	En chillum er en indisk lerpibe der er blevet brugt i mange år til at ryge tørret cannabis.

CO$_2$	Flydende gas der bruges til at drive aktivstofferne ud af cannabisplanten under ekstraktion.
Dabbing	En metode til indtagelse af koncentrater. Ved opvarmning af cannabisproduktet inhaleres dampene fra den opvarmede olie.
DEA	Kendt som Drug Enforcement Administration U.S. føderalt agentur dannet i 1970 ved oprettelsen af lov om kontrollerede stoffer.
Decarbo-xylering	I friske cannabisblomster findes cannabinoiderne i syreform f.eks. THCA. For at blive aktiv skal det gennemgå decarboxylering som sker under tid/opvarmning og ved udsættelse for ilt og lys.
Dosering	Dosering (af græsk "gave") er et udtryk, som bruges om tildeling af afmålte mængder af bestemte stoffer. Lægemidler skal doseres individuelt til den enkelte patient, også ved cannabis.
Doserings-metode	Metoden der anvendes til indtagelse af cannabisprodukter i rette doser.

Dronabinol	Syntetisk fremstillet tetrahydrocannabinol (THC), der sælges under varemærkerne Marinol og Syndros.
Dysfunktion	Over- eller underaktivitet af det endocannabinoide system menes at linkes til sygdom, og kaldes for endocannabinoid dysfunktion.
Edibles (spiselige)	Edibles bruges som fællebetegnelse over spiselige cannabisprodukter som kager, bolsjer, te osv. Alt der kan spises oralt.
Ekstraktion	En teknik til at udtrække aktivstoffer fra resten af molekylerne i cannabis. Der kan anvendes solventer for højere udbytte af cannabinoider.
Endocannabinoid system	En gruppe af cannabinoidreceptorer (CB1 og CB2) der integrer med cannabinoider for at opretholde homeostase i menneskets krop.
Endocannabinoider	Molekyler som anandamid og 2-AG, kategoriseret som cannabinoider, der integrerer med det endocannabinoide system. Dannes naturligt i cellemembranen.

Entou-rage-effekt	Forskellige kombinationer af aktivstoffer skaber varierede fysiologiske og psykologiske effekter end blot et enkelt stof indtaget alene.
Enzymer	Proteiner, som dannes af levende celler, og som katalyserer kemiske reaktioner. I cannabis er enzymet THCAS nødvendigt ved dannelse af cannabinoidet THCA.
Ethanol	Alkohol der bruges til at drive aktivstofferne ud af cannabisplanten under ekstraktion.
Euforisk	Et molekyle som THC er euforisk, hvilket vil sige at det påvirker hjernen til at opnå en følelse at være 'høj'.
Farkamo-kinetik	Farmakokinetik er beskrivelsen af lægemidlers optagelse, metabolisme, fordeling og udskillelse i den organisme, de indgives i (hvad kroppen gør ved lægemidlet).
Farmaceu-tisk canna-bis	Farmaceutisk cannabis refererer til produkter med indhold af rene cannabinoider (isolater) udvundet enten syntetisk, bioteknologisk eller ved hjælp af planteekstraktion.

Feminise-rede frø	Når hunplanter bliver stressede, har de en overlevelsesstrategi, der producerer hanblomster på hunplanten. Disse hanblomsters pollen har ingen mandlige kromosomer og når de bruges til at bestøve en hunblomst, vil alt afkom blive hunner.
Flavonoider	Aktivstoffer der findes naturligt i cannabis. Flavonoider er almindeligvis gule pigmenter (latinsk 'flavus'). Flavonoider i cannabis er cannflaviner, isovitexin, apigenin mm.
Forsøgs-ordning	En ordning der giver læger mulighed for at udskrive en ny type cannabisprodukter, som ikke tidligere har været lovlige i Danmark. Kontrolleres af Lægemiddelstyrelsen.
Frø	Et cannabisfrø er botanisk set en lille nød, der vokser fra bestøvede blomster på hunplanter. Cannabisfrø er lovlige at købe, bytte og sælge i Danmark, da de ikke indeholder THC.
Fuldspek-tret	Et cannabisprodukt der bevarer hele den fulde vifte af forbindelser produceret naturligt i cannabisplanten.

Fænotype	Forskellige typer af en sort kan vise bestemte karakteristika som udseende og opførsel hos individer af en sort.
Ganja	Et stærkere cannabisprodukt med hunplantens blomster, tilberedt i flere tusinde år i Indien.
Genotype	Genotype er den genetiske arv i en sort. Det er alle de ting som bæres videre i generne.
Geraniol	Aktivstof kategoriseret under terpener, der findes naturligt i cannabis
Gærsy-stem	Et bioteknologisk værktøj til at producere aktivstoffer i værtsorganismer som mikroorganismer.
Hamp	I dag definerer man hamp som værende cannabisplanter med højest 0,2% THC. Det er "lovlige" planter, som landmænd kan få tilladelse til at dyrke og forbrugere kan få lov at benytte.
Hash	Et forædlet produkt at cannabisblomster. Teknikken laves med eller uden brug af solventer.

Home-ostase	Opretholdelse af et stabilt indre miljø i cellen på trods af udsving i det eksterne miljø.
Humulen	Aktivstof kategoriseret under terpener, der findes naturligt i cannabis.
Hybrid	En hybrid er en blanding af forskellige cannabissorter. De fleste sorter der findes i dag er hybrider.
Hydrofob	Videnskabeligt ord for vandafvisende. Cannabinoider er hydrofobe molekyler og opløses derfor dårligt i vand men derimod bedre i olie.
Indica	Videnskabeligt navn for en cannabisvariant, der typisk stammer fra egne som ikke ligger alt for tæt på ækvator. De kendetegnes ved at have en lav vækst og bredde.
Industriel cannabis	Cannabis dyrket for at fremstille produkter, der ikke er psykoaktive. Se [Hamp].
Inhalation	Doseringsmetode til indtagelse af cannabis ved rygning eller fordampning.

Isolat	Et produkt formuleret til at indeholde en enkelt forbindelse, normalt CBD eller THC.
Isovitexin	Aktivstof kategoriseret under flavonoider, der findes naturligt i cannabis.
Joint	En cigaret med cannabis - ofte lavet i et "cone" (kegleformet rullepapir). Der bruges ofte tørret cannabisblomst, men i Danmark er der en tendens til at benytte hash blandet med cigaretter.
Kief	Solventfri ekstrakt. Separerede trikomer fra cannabisplantens blomstrende topskud.
Koncentrater	En fællesbetegnelse for potente cannabisprodukter. Hash, rosin, olier blandt andre er koncentrater, hvor aktivstofferne er bevaret.
Koncentration	Ønskede stoffer til stede i prøven. Resultater er ofte angivet i % w/w (vægt ift. vægt eg. mg/ml).
Legalisering	En processen med fjernelse af forbud mod cannabis.

Limonen	Aktivstof kategoriseret under terpener, der findes naturligt i cannabis.
Linalool	Aktivstof kategoriseret under terpener, der findes naturligt i cannabis.
Luteolin	Aktivstof kategoriseret under flavonoider, der findes naturligt i cannabis.
Lægemiddelstyrelsen	Den øverste lægemiddelfaglige myndighed i Danmark. Administrerer lovgivningen om lægemidler (til både mennesker og dyr), medicintilskud, apoteker, medicinsk udstyr og euforiserende stoffer.
Magistrelt	Medicin, der er tilberedt på et apotek til en specifik patient efter lægens anvisning, kaldes magistrelt medicin. Apoteket tilbereder lægemidlet med f.eks. THC eller CBD (fremstilet syntetisk eller cannabisbaseret) på olieform eller på kapsler.
Marijuana	Et amerikansk slangord for cannabis. Ordet bruges som regel nedladende om planten.

Marinol	Syntetisk cannabinoid, THC, også kaldet dronabinol, produceret af Insys Therapeutics og Solvay Pharmaceuticals.
Medicinsk cannabis	Plantebaserede produkter der er udvundet fra cannabisplanten. Produkterne kan være tørret blomst, olie, tinktur, tabletter eller kapsler, og indgår i forsøgsordningen.
Metabolisme	Stofskifte eller stofomsætningen er den biokemiske omsætning af kemiske forbindelser i den levende organisme og dens celler.
Monoterpener	Kemisk stof, kategoriseret under terpener, består af 10 kulstofatomer.
Myrcen	Aktivstof kategoriseret under terpener, der findes naturligt i cannabis.
Nabilone	Syntetisk cannabinoid, THC, også kaldet Cesamet, der indtages oralt.
Neuro	Angiver, at noget vedrører nerver og nervesystemet i kroppen.

Opioider Stoffer som udvindes af opiumsvalmuen og vir-
ker smertestillende på centralnervesystemet.
De mest kendte er morfin, metadon og heroin.

Opløselig- Den maksimale mængde af et stof, der kan op-
hed løses i et givet opløsningsmiddel.

Oral Doseringsmetode til indtagelse af cannabis ved
at spise produktet.

Orientin Aktivstof kategoriseret under flavonoider, der
findes naturligt i cannabis.

Phytocan- Molekyler som THC, kategoriseret som can-
nabinoider nabinoider, integrerer med det endocannabino-
ide system og dannes naturligt i cannabis.

Pinen Aktivstof kategoriseret under terpener, der fin-
des naturligt i cannabis.

Placebo Betegnelse for medicin uden virkning, der an-
vendes til kontrolleret dobbeltblind gennem-
prøvning af medicins virkning, for at finde ud af
om medicinen virker.

Plantesystem	Et bioteknologisk værktøj til at producere aktivstoffer i værtsorganismer som tobaksplanten.
Pot	Et slangord brugt i Danmark om tørrede blomster fra cannabis.
Propaganda	Information, der ikke er objektiv og bruges primært til at påvirke et publikum og videreføre en dagsorden. Kan være materiale, der er udarbejdet af regeringer, organisationer eller medierne.
Psykoaktiv	Et molekyle som THC er psykoaktivt, hvilket vil sige at det påvirker hjernen til at opnå en euforisk følelse (at være 'høj').
Psykose	En psykisk tilstand, hvor den måde du opfatter virkeligheden på ændrer sig. Psykose påvirker evnen til at tænke, føle og opleve.
Quercitin	Aktivstof kategoriseret under flavonoider, der findes naturligt i cannabis
Ratio	Hvor meget der findes af et stof i forhold til et andet f.eks. THC:CBD forholdet.

Rekreationel cannabis	Rekreationelle cannabisprodukter henviser normalt til cannabisplanten, der bruges til ikke-medicinske formål, og denne kategori inkluderer produkter på sortmarkedet.
Rektalt	Doseringsmetode til indtagelse af cannabis.
Rick Simpson	En amerikansk mand, der hævder at have helbredt sig selv og tusinder af patienter for kræft ved hjælp af cannabisolie.
Rosin	Ekstraktionsproces der bruger høj varme og tryk til øjeblikkeligt at drive olie med aktivstoffer ud af cannabisplanten.
Ruderalis	Videnskabeligt navn for cannabisvariationen, som er kendetegnet som tyndt forgrenet med smalle blade, typisk lave og autoflowering.
Sativa	Latinske navn Cannabis sativa dækker over alle cannabisvarianter med smalle blade og lang blomstring, typisk fra tropiske egne.
Sativex	En mundhulespray til multipel sklerose, der indeholder cannabisekstrakter og kan udskrives af speciallæger i neurologi.

Sesquiter-pener	Kemisk stof, kategoriseret under terpener, består af 15 kulstofatomer. Se [Terpener].
Smertekli-nik	Klinikker der hjælper patienter med at få udskrevet lovlig cannabis samtidig med at vejlede i dosering og andre faglige spørgsmål.
Solvent	Opløsningsmiddel (ethanol, CO_2, butan..) der bruges til at ekstrahere aktivstoffer fra resten af cannabisplanten.
Sorter	På engelsk omtalt som strains. Sorter har forskellige egenskaber. Nogle dyrkes indendørs for høje udbytter af aktivstoffer, mens andre til produktion af fibre udendørs. Nogle sorter er opløftende, hvor andre er beroligende.
Sortmar-ked	Cannabis der handles ulovligt uden om læger og apoteker på det illegale marked.
Standardi-sere	Opnåelse af en vis ensartethed og forenkling af produkter, metoder og funktioner.
Stængler	Indeholder høje mængder af fibre, der er benyttet i tusinde år til strenge, reb, tekstiler og papir.

Støvdra-gere	Mellem blomsterne på hanplanten sidder støv-dragerne som afsender pollen til at bestøve hunplantens blomster.
Støvfan-gere	Mellem hunplanternes blomster stikker to små hår ud, støvfangerne, som bestøves af pollen, som derefter danner et frø i blomsterbægeret.
Sublin-gualt	Doseringsmetode til indtagelse af cannabis gennem mundhulen.
Synapse	En kontaktflade mellem to nerveceller, hvor im-pulser kan overføres gennem. Synapsen bidra-ger til kommunikation i nervesystemet.
Synergi	Samvirket mellem to eller flere kræfter, som gi-ver en større effekt end blot summen af de en-kelte kræfter giver hver for sig.
Syntesebi-ologi	Et felt inden for biologien som beskæftiger sig med, kunstigt, at syntetisere, eller danne, kom-plekse biologiske forbindelser ud af simple ke-miske stoffer.

Syntetiske cannabi- noider	Molekyler som dronabinol og K2 kategoriseret som cannabinoider, der integrerer med det endocannabinoide system. De dannes syntetisk i laboratorium.
Terpener	Aktivstoffer der naturligt findes i cannabis såvel som i mange andre planter. Dannes i store mængder i trikomerne på cannabisblomsterne. I cannabis findes terpenerne limonen, pinene, myrcen, caryophyllene mm.
Terpineol	Aktivstof kategoriseret under terpener, der findes naturligt i cannabis.
Terpinolen	Aktivstof kategoriseret under terpener, der findes naturligt i cannabis.
THC	Kaldet Tetrahydrocannabinol. Et psykoaktivt molekyle, der kategoriseres under phytocannabinoider, fundet i opvarmet cannabis.
Tinktur	Et cannabisekstrakt opløst i alkohol. Udvundet ved hjælp af ekstraktion med solventer.

Topikal   Doseringsmetode til indtagelse af cannabis
                 gennem huden.

Topskud   Hunblomster som ikke er blevet bestøvet af
                 hanplantens pollen og derfor ikke indeholder
                 frø.

Trikomer   Små glinsende kirtler der vokser på cannabis-
                 planten. De højeste koncentrationer af aktiv-
                 stoffer som cannabinoider findes i trikomerne.

Vaporizer   En vaporizer er et apparat til indtagelse af can-
                 nabis ved inhalering. Apparatet opvarmer tørret
                 cannabis (eller olie) til en temperatur lige under
                 200C. Ved disse temperaturer brænder plante-
                 materialet ikke.

Virkninger   Forbrug af cannabis har forskellige psykologi-
                 ske og fysiologiske virkninger, der kan omfatte
                 sygdomslindring men ligeledes eufori, angst
                 mm. Dosering er derfor altafgørende.

Vitexin   Aktivstof kategoriseret under flavonoider, der
                 findes naturligt i cannabis.

Voks   Et cannabiskoncentrat, på engelsk wax, oftest
              udvundet ved ekstraktion med solventer.

Værtsor- En organisme, der rummer en andens organis-
ganisme   mes gener, eksempelvis tobaksplanten, gær el-
              ler bakterie der indeholder gener fra cannabis.

Weed   Et amerikansk slangord for tørret cannabis-
              blomst

.

Referencer

Abood M.E., Rizvi G., Sallapudi N., and McAllister S.D. (2001). Activation of the CB1 canna-binoid receptor protects cultured mouse spinal neurons against excitotoxicity. Neurosci. Lett. 2001; 309: pp. 197-201

Abood, M. E., Rizvi, G., Sallapudi, N., & Mcallister, S. D. (2001). Activation of the CB1 can-nabinoid receptor protects cultured mouse spinal neurons against excitotoxi- city. Neurosci Lett 309, 197–201.

Adams TB, Taylor SV (2010). Safety evaluation of essential oils: a constituent-based ap-proach. In: Baser KHC, Buchbauer G (eds). Handbook of Essential Oils: Science, Tech-nology, and Applications. CRC Press: Boca Raton, FL, pp. 185–208.

Ahmad, R., Postnov, A., Bormans, G., Versijpt, J., Vandenbulcke, M., & Laere, K. (2016). Decreased in vivo availability of the cannabinoid type 2 receptor in Alzheimer's dis-ease. European Journal of Nuclear Medicine and Molecular Imaging, 43(12), 2219-2227.

Ahmed SA, Ross SA, Slade D, Radwan MM, Khan IA, ElSohly MA (2015). Minor oxygenated cannabinoids from high potency Cannabis sativa L. Phytochemistry 117:194

Aizpurua-Olaizola, J. Omar, P. Navarro, M. Olivares, N. Etxebarria, A. Usobiaga (2014). Identification and quantification of cannabinoids in Cannabis sativa L. plants by high performance liquid chromatography-mass spectrometry. Anal. Bioanal. Chem., 406, pp. 7549-7560,

Ajikumar, P. K. et al. (2010). Isoprenoid pathway optimization for taxol precursor overproduc-tion in Escherichia coli. Science 330, 70–74.

Aldrich M. (1997). History of therapeutic Cannabis. In: Mathre ML, eds. Cannabis in medical practice. Jefferson, NC: Mc Farland. p. 35-55.

Alexander Oh D., N. Parikh, V. Khurana, C.C. Smith, S. Vetticaden (2017). Effect of food on the pharmacokinetics of Dronabinol oral solution versus Dronabinol capsules in healthy volunteers. Clin Pharm Adv App, 9, pp. 9-17

Alexander SP, Mathie A, Peters JA (2009). Guide to Receptors and Channels (GRAC), 4th edition. Br J Pharmacol 158 (Suppl. 1): S1–254.

Allen Inst. Brain Sci. (2016). Allen Brain Atlas. Seattle, WA: Allen Inst. http://www.brain-map.org/

Anderson L.C. (1974). A study of systematic wood anatomy in Cannabis. Harvard Univ. Bot. Mus. Leafl. 24: 29–36.

Anderson L.C. (1980). Leaf variation among Cannabis species from a controlled garden. Harvard Univ. Bot. Mus. Leafl. 28: 61–69.

Appendino G, Chianese G, Taglialatela-Scafati O (2011). Cannabinoids: occurrence and medicinal chemistry. Curr Med Chem 18:1085

Appendino G, Gibbons S, Giana A, Pagani A et al. (2008). Antibacterial cannabinoids from Cannabis sativa: a structure–activity study. Journal of Natural Products 71, 1427–1430.

Appendino G, Gibbons S, Giana A, Pagani A et al. (2008). Antibacterial cannabinoids from Cannabis sativa: a structure–activity study. Journal of Natural Products 71, 1427–1430.

Appendino G, Gibbons S, Giana A, Pagani A, Grassi G, Stavri M *et al*. (2008). Antibacterial cannabinoids from Cannabis sativa: a structure-activity study. J Nat Prod 71: 1427–1430.

Argo, W. R., Fischer, P. R. (2002). Understanding pH management for container-grown crops. Meister, Willoughby, Ohio.

Arnhold T, Elmazar MM, Nau H (2002). Prevention of vitamin A teratogenesis by phytol or phytanic acid results from reduced metabolism of retinol to the teratogenic metabolite, all-trans-retinoic acid. Toxicol Sci 66: 274–282.

Arruda DC, D'Alexandri FL, Katzin AM, Uliana SR (2005). Antileishmanial activity of the terpene nerolidol. Antimicrob Agents Chemother 49: 1679–1687.

Arts I. C., Hollman P. C. (2005). Polyphenols and disease risk in epidemiologic studies. Am. J. Clin. Nutr. 81 317–325

Ashton, H., Golding, J., Marsh, V. R., Millman, J. E., & Thompson, J. W. (1981). The seed and the soil: effect of dosage, personality and starting state on the response to delta 9 tetrahydrocannabinol in man. Br J Clin Pharmacol 12, 705–720.

Aso Pérez, E. et al., (2016). Cannabinoid receptor 2 participates in amyloid-β processing in a mouse model of Alzheimer's disease but plays a minor role in the therapeutic properties of a cannabis-based medicine. , 51(2), pp.489–500.

Aso Pérez, E., & Ferrer, I. (2014). Cannabinoids for treatment of Alzheimer's disease: Moving toward the clinic. Frontiers In Pharmacology, 5, 37.

Backer, Rachel, *et al*. (2019). "Closing the Yield Gap for *Cannabis*: A Meta-Analysis of Factors Determining *Cannabis* Yield." Frontiers in Plant Science, vol. 10, p. 495.

Baek SH, Kim YO, Kwag JS, Choi KE, Jung WY, Han DS (1998). Boron trifluoride etherate on silica-A modified Lewis acid reagent (VII). Antitumor activity of cannabigerol against human oral epitheloid carcinoma cells. Arch Pharm Res 21: 353–356.

Baker D, Pryce G, Giovannoni G, Thompson AJ. (2003). The therapeutic potential of cannabis. The Lancet Neurology 2003;2:291–8.

Bancroft EA (2007). Antimicrobial resistance: it's not just for hospitals. JAMA 298: 1803–1804.

Banerjee SP, Snyder SH, Mechoulam R (1975). Cannabinoids: influence on neurotransmitter uptake in rat brain synaptosomes. J Pharmacol Exp Ther 194: 74–81.

Bang MH, Choi SY, Jang TO, Kim SK, Kwon OS, Kang TC *et al*. (2002). Phytol, SSADH inhibitory diterpenoid of Lactuca sativa. Arch Pharm Res 25: 643–646.

Barnea G, O'Donnell S, Mancia F, Sun X, Nemes A, Mendelsohn M *et al*. (2004). Odorant receptors on axon termini in the brain. Science 304: 1468.

Basaran, Pervin, and Emilio Rodríguez-Cerezo. (2008). "Plant molecular farming: opportunities and challenges." Critical reviews in biotechnology 28.3 (2008): 153-172.

Basile AC, Sertie JA, Freitas PC, Zanini AC (1988). Anti-inflammatory activity of oleoresin from Brazilian Copaifera. J Ethnopharmacol 22: 101–109.

Batista PA, Werner MF, Oliveira EC, Burgos L, Pereira P, Brum LF *et al*. (2008). Evidence for the involvement of ionotropic glutamatergic receptors on the antinociceptive effect of (-)-linalool in mice. Neurosci Lett 440: 299–303.

267

Bedse G., Romano A., Lavecchia A. M., Cassano T., Gaetani S. (2015). The role of endo-
cannabinoid signaling in the molecular mechanisms of neurodegeneration in Alzhei-
mer's disease. J. Alzheimer's Dis. 43, 1115–1136. 10.3233/JAD-141635

Ben-Shabat S, Fride E, Sheskin T, Tamiri T, Rhee MH, Vogel Z et al. (1998). An entourage
effect: inactive endogenous fatty acid glycerol esters enhance 2-arachidonoyl-glycerol
cannabinoid activity. Eur J Pharmacol 353: 23–31.

Benito C., Núñez E., Tolón R. M., Carrier E. J., Rábano A., Hillard C. J., et al. . (2003). Can-
nabinoid CB2 receptors and fatty acid amide hydrolase are selectively overexpressed in
neuritic plaque-associated glia in Alzheimer's disease brains. J. Neurosci. 23, 11136–
11141.

Berenbaum MC (1989). What is synergy? Pharmacol Rev 41: 93–141.

Bergamaschi, M. M., Queiroz, R. H., Chagas, M. H., Kapczinski, F., et al. (2011). Canna-
bidiol reduces the anxiety induced by simulated public speaking in treatment-naive so-
cial phobia patients. Neuropsychopharmacol- ogy 36, 1219–1226.

Bettarini F, Borgonovi GE, Fiorani T, Gagliardi I, Caprioli V, Massardo P et al. (1993). An-
tiparasitic compounds from East African plants: isolation and biological activtiry of
anonaine, matricarianol, canthin-6-one, and caryophyllene oxide. Insect Sci Appl 14:
93–99.

Bewley-Taylor, David; Jelsma, Martin; Rolles, Steve; Walsh, John (2018). "Cannabis regula-
tion and the UN drug treaties" (PDF). Ottawa law review.

Bian YM, He XB, Jing YK, Wang LR, Wang JM, Xie XQ. Computational systems pharmacol-
ogy analysis of cannabidiol: a combination of chemogenomics-knowledgebase network
analysis and integrated in silico modeling and simulation. Acta Pharmacol Sin.
2019;40:374–86.

Bickers D, Calow P, Greim H, Hanifin JM, Rogers AE, Saurat JH
et al. (2003). A toxicologic and dermatologic assessment of linalool and related esters
when used as fragrance ingredients. Food Chem Toxicol 41: 919–942.

Binet L, Binet P, Miocque M, Roux M, Bernier A (1972). Recherches sur les proprietes
pharmcodynamiques (action sedative et action spasmolytique) de quelques alcools ter-
peniques aliphatiques. Ann Pharm Fr 30: 611–616.

Biro T, Olah A, Toth BI, Czifra G, Zouboulis CC, Paus R (2009). Cannabidiol as a novel anti-
acne agent? Cannabidiol inhibits lipid synthesis and induces cell death in human seba-
ceous gland-derived sebocytes. Proceedings 19th Annual Conference on the Canna-
binoids. International Cannabinoid Research Society: Pheasant Run, St. Charles, IL, p.
28.

Bisogno T, Hanus L, De Petrocellis L, Tchilibon S, Ponde DE, Brandi I et al. (2001). Molecu-
lar targets for cannabidiol and its synthetic analogues: effect on vanilloid VR1 receptors
and on the cellular uptake and enzymatic hydrolysis of anandamide. Br J Pharmacol
134: 845–852.

Bisset NG, Wichtl M (2004). Herbal Drugs and Phytopharmaceuticals: A Handbook for Prac-
tice on A Scientific Basis, 3rd edn. Medpharm Scientific Publishers: Stuttgart; CRC
Press: Boca Raton, FL.

Bitencourt, R. M., Pamplona, F. A., & Takahashi, R. N. (2008). Facilitation of contextual fear memory extinction and anti-anxiogenic effects of AM404 and cannabidiol in conditioned rats. Eur Neuropsychopharmacol 18, 849–859.

Bitetti, Vincent J. (2019). High-growth system and method for cultivating autoflowering *cannabis*. Description of US PATENT: US2019082612 (A1)

Bloor RN, Wang TS, Spanel P, Smith D (2008). Ammonia release from heated 'street' cannabis leaf and its potential toxic effects on cannabis users. Addiction 103: 1671–1677.

Bohlmann J, Meyer-Gaen G, Croteau R (1998). Plant terpenoid synthases: molecular biology and phylogenetic analysis. Proc Natl Acad Sci USA 95: 4126–4133.

Bolognini D, Costa B, Maione S, Comelli F, Marini P, Di Marzo V *et al.* (2010). The plant cannabinoid Delta9-tetrahydrocannabivarin can decrease signs of inflammation and inflammatory pain in mice. Br J Pharmacol 160: 677–687.

Bolognini, D. and R. Ross (2015). "Medical *Cannabis* vs. synthetic cannabinoids: What does the future hold?" Clinical Pharmacology & Therapeuti Cs 97(6): 568- 570.

Bolognini, D., Costa, B., Maione, S., Comelli, F., Marini, P., Di Marzo, V., et al. (2010). The plant cannabinoid delta9-tetrahydrocannabivarin can decrease signs of inflammation and inflammatory pain in mice. Br J Pharmacol 160, 677–687.

Borgwardt SJ, Allen P, Bhattacharyya S, Fusar-Poli P, Crippa JA, Seal ML *et al.* (2008). Neural basis of Delta-9-tetrahydrocannabinol and cannabidiol: effects during response inhibition. Biol Psychiatry 64: 966–973.

Bourgaud F, Gravot A, Milesi S, Gontier E (2001) Production of plant secondary metabolites: a historical perspective. Plant Science 161: 839-851.

Bourgaud F, Gravot A, Milesi S, Gontier E (2001). Production of plant secondary metabolites: a historical perspective. Plant Science 161: 839-851.

Bowles D, Lim E-K, Poppenberger B *et al.* Glycosyltransferases of lipophilic small molecules. Annu Rev Plant Biol 2006;57: 567–97.

Bowles EJ (2003). The Chemistry of Aromatherapeutic Oils, 3rd edn. Allen & Unwin: Crow's Nest, NSW.

Bradshaw HB, Lee SH, McHugh D (2009). Orphan endogenous lipids and orphan GPCRs: a good match. Prostaglandins Other Lipid Mediat 89: 131–134.

Braun, Molly, Khan, Zenab T, Khan, Mohammad B, *et al.* (2018) "Selective Activation of Cannabinoid Receptor-2 Reduces Neuroinflammation after Traumatic Brain Injury via Alternative Macrophage Polarization." Brain, Behavior, and Immunity 68. 224-37. Web.

Brenneisen R (2007). Chemistry and analysis of phytocannabinoids and other *Cannabis* constituents. In: Elsohly M (ed.). Marijuana and the Cannabinoids. Humana Press: Totowa, NY, pp. 17–49.

Brenneisen R, Egli A, ElSohly MA, Henn V, Spiess Y (1996). The effect of orally and rectally administered Δ9-tetrahydrocannabinol on spasticity. A pilot study with two patients. Int J Clin Pharmacol Ther 34:446

Brown, P. N., Murch, S. J. & Shipley, P. (2012). Phytochemical diversity of cranberry (Vaccinium macrocarpon Aiton) cultivars by anthocyanin determination and metabolomic profiling with chemometric analysis. J. Agric. Food Chem. 60, 261–271.

Brown, S. P., Safo, P. K. & Regehr, W. G. (2004). Endocannabinoids inhibit transmission at granule cell to Purkinje cell synapses by modulating three types of presynaptic calcium channels. J Neurosci, 24, 5623-5631.

Brun N. C, (2017). Lov nr. 1668 af 26. december 2017 om forsøgsordning med medicinsk Cannabis. Lægemiddelstyrelsen, den 21. december 2017

Bruni, Natascia, Carlo Della Pepa, Simonetta Oliaro-Bosso, et al. (2018). "Cannabinoid Delivery Systems for Pain and Inflammation Treatment." Molecules : A Journal of Synthetic Chemistry and Natural Product Chemistry 23, no. 10: Molecules : A Journal of Synthetic Chemistry and Natural Product Chemistry, Vol.23(10).

Buchbauer G (2010). Biological activities of essential oils. In:
    Baser KHC, Buchbauer G (eds). Handbook of Essential Oils: Science, Technology, and Applications. CRC Press: Boca Raton, FL,
    pp. 235–280.

Buchbauer G, Jirovetz L, Jager W, Dietrich H, Plank C (1991). Aromatherapy: evidence for sedative effects of the essential oil of lavender after inhalation. Z Naturforsch [C] 46: 1067–1072.

Buchbauer G, Jirovetz L, Jager W, Plank C, Dietrich H (1993). Fragrance compounds and essential oils with sedative effects upon inhalation. J Pharm Sci 82: 660–664.

Buckner, J. D., & Schmidt, N. B. (2008). Marijuana effect expectancies: relations to social anxiety and marijuana use problems. Addict Behav 33, 1477–1483.

Burns HD, Van Laere K, Sanabria-Bohórquez S, Hamill TG, Bormans G, et al. (2007). [18F]MK-9470, a positron emission tomography (PET) tracer for in vivo human PET brain imaging of the cannabinoid-1 receptor. PNAS 104:9800–5

Burns HD, Van Laere K, Sanabria-Bohórquez S, Hamill TG, Bormans G, et al. (2007). [18F]MK-9470, a positron emission tomography (PET) tracer for in vivo human PET brain imaging of the cannabinoid-1 receptor. PNAS 104:9800–5

CAC (Codex Alimentarius Commission) (1999). Principles and guidelines for the conduct of a microbiological risk assessment., FAO, Rome, CAC/GL-30

Calkins A (1871). Opium and the Opium-Appetite: with Notices of Alcoholic Beverages, Cannabis Indica, Tobacco and Coca, and Tea and Coffee, in Their Hygienic Aspects and Pathologic Relationships. J.B. Lippincott: Philadelphia, PA.

Campbell WE, Gammon DW, Smith P, Abrahams M, Purves TD (1997). Composition and antimalarial activity in vitro of the essential oil of Tetradenia riparia. Planta Med 63: 270–272.

Carlini EA, Cunha JM (1981). Hypnotic and antiepileptic effects of cannabidiol. J Clin Pharmacol 21 (Suppl.): 417S–427S.

Carlini EA, Karniol IG, Renault PF, Schuster CR (1974). Effects of marihuana in laboratory animals and in man. Br J Pharmacol 50: 299–309.

Carrier EJ, Auchampach JA, Hillard CJ (2006). Inhibition of an equilibrative nucleoside transporter by cannabidiol: a mechanism of cannabinoid immunosuppression. Proc Natl Acad Sci USA 103: 7895–7900.

Carrier, E. J., Auchampach, J. A., & Hillard, C. J. (2006). Inhibition of an equilibrative nu- cleoside transporter by cannabidiol: a mechanism of cannabinoid immunosup- pression. Proc Natl Acad Sci U S A 103, 7895–7900.

Carrier, E. J., Kearn, C. S., Barkmeier, A. J., Breese, N. M., Yang, W., Nithipatikom, K., et al. (2004). Cultured rat microglial cells synthesize the endocannabinoid 2- arachidonylglycerol, which increases proliferation via a CB2 receptor-dependent mechanism. Mol Pharmacol 65, 999–1007.

Carroll, C. B., Bain, P. G., Teare, L., Liu, X., Joint, C., Wroath, C., et al. (2004). Cannabis for dyskinesia in Parkinson disease: a randomized double-blind crossover study. Neurology 63, 1245–1250.

Carroll, C., Zajicek, J., Hanemann, C., Stone, V., & Zeissler, M. (2010). POMD11 Cannabinoids are neuroprotective in a human cell culture model of Parkinson's disease. Journal of Neurology, Neurosurgery & Psychiatry, 81(11), E60-e60

Carvalho-Freitas MI, Costa M (2002). Anxiolytic and sedative effects of extracts and essential oil from Citrus aurantium L. Biol Pharm Bull 25: 1629–1633.

Carvalho, Â., Hansen, E. H., Kayser, O., Carlsen, S., & Stehle, F. (2017). Designing microorganisms for heterologous biosynthesis of cannabinoids. FEMS yeast research, 17(4), fox037. doi:10.1093/femsyr/fox037

Cascio MG, Gauson LA, Stevenson LA, Ross RA, Pertwee RG (2010). Evidence that the plant cannabinoid cannabigerol is a highly potent alpha2-adrenoceptor agonist and moderately potent 5HT1A receptor antagonist. Br J Pharmacol 159: 129–141.

Cawthorne MA, Wargent E, Zaibi M, Stott C, Wright S (2007). The CB1 antagonist, delta-9-tetrahydrocannabivarin (THCV) has anti- oebesity activity in dietary-induced obese (DIO) mice. Proceedings 17th Annual Symposium on the Cannabinoids. International Can- nabinoid Research Society: Saint-Sauveur, QC, p. 141.

Ceccarini J, Kuepper R, Kemels D, van Os J, Henquet C, Van Laere K. (2015). Measurement of cannabinoid CB1 receptor availability in chronic Cannabis users. Addict. Biol. 20:357–67

Ceccarini J, Kuepper R, Kemels D, van Os J, Henquet C, Van Laere K. (2015). Measurement of cannabinoid CB1 receptor availability in chronic cannabis users. Addict. Biol. 20:357–67

Chagas MH, Eckeli AL, Zuardi AW, et al., (2014) Cannabidiol can improve complex sleep-related behaviours associated with rapid eye movement sleep behaviour disorder in Parkinson's disease patients: a case series. J Clin Pharm Ther. 2014 Oct; 39(5):564-6.

Chan WR, Magnus KE, Watson HA (1976). The structure of cannabitriol. Experientia 32:283

Chandra, S. H., Lata, I., Khan, A., & ElSohly, M. A. (2010). Propagation of elite Cannabis sativa for the production of Δ9-Tetrahydrocannabinol (THC) using biotechnological tools. In A. Rajesh (Ed.), Medicinal Plant Biotechnology (pp. 98–114). UK: CABI.

Chandra, S., Radwan, M., Majumdar, M., Church, C., Freeman, G., & ElSohly, J. (2019). New trends in Cannabis potency in USA and Europe during the last decade (2008–2017). European Archives of Psychiatry and Clinical Neuroscience, 269(1), 5-15.

Chen, H., Kim, H. U., Weng, H., & Browse, J. (2011). Malonyl-CoA synthetase, encoded by ACYL ACTIVATING ENZYME13, is essential for growth and development of Arabidopsis. The Plant Cell, 23, 2247–2262.

Chen, Rongqing, Zhang, Jian, Fan, Ni, Teng, Zhao-Qian, Wu, Yan, Yang, Hongwei, . . . Chen, Chu. (2015). Δ9-THC-caused synaptic and memory impairments are mediated through COX-2 signaling. Cell, 155(5), 1154-1165.

271

Cherniakov I, D. Izgelov, A.J. Domb, A. Hoffman (2017). The effect of Pro NanoLipospheres (PNL) formulation containing natural absorption enhancers on the oral bioavailability of delta-9-tetrahydrocannabinol (THC) and cannabidiol (CBD) in a rat model. Eur J Pharm Sci, 109, pp. 21-30

Childs. E., Lutz A.A., and de Wit H.: (2017). Dose-related effects of delta-9-THC on emotional responses to acute psychosocial stress. Drug Alcohol Depend. 2017; 177:

Chimalakonda, Krishna C, Radominska-Pandya, Anna. et al. (2011). Conjugation of synthetic cannabinoids JWH-018 and JWH-073, metabolites by human UDP-glucuronosyl-transferases. Drug Metabolism and Disposition: The Biological Fate of Chemicals, 39(10), 1967-1976.

Choi HS, Song HS, Ukeda H, Sawamura M (2000). Radical-scavenging activities of citrus essential oils and their components: detection using 1,1-diphenyl-2-picrylhydrazyl. J Agric Food Chem 48: 4156–4161.

Choi, Y., Hazekamp, A., Peltenburg-Looman, A., Frédérich, M., Erkelens, C., Lefeber, A., & Verpoorte, R. (2004). NMR assignments of the major cannabinoids and cannabiflavonoids isolated from flowers of Cannabis sativa. Phytochemical Analysis, 15(6), 345-354

Christison A (1851). On the natural history, action, and uses of Indian hemp. Monthly J Med Sci Edinburgh, Scotland 13: 26–45. 117-121.

Christison R (1848). A Dispensatory Or Commentary on the Pharmacopoeias of Great Britain and the United States. Lea and Blanchard: Philadelphia, PA.

CIBG (2019). Bureau voor Medicinale Cannabis. 2500 BC Haaghttps://www.Cannabis-bureau.nl/documenten?pagina=3

Citti, Ciccarella, Braghiroli, Parenti, Vandelli, & Cannazza. (2016). Medicinal Cannabis: Principal cannabinoids concentration and their stability evaluated by a high performance liquid chromatography coupled to diode array and quadrupole time of flight mass spectrometry method. Journal of Pharmaceutical and Biomedical Analysis, 128, 201-209.

Clarke RC (2010). Hashish!, 2nd edn. Red Eye Press: Los Angeles, CA.

Clarke, R. C., & Watson, D. P. (2002). Botany of natural Cannabis medicines. In F. Grotenhermen, & E. Russo (Eds.), Cannabis and canna- binoids: pharmacology, toxicology, and therapeutic potential (pp. 3–13). New York: The Haworth Press.

Clarke. Marijuana Botany (1981): An Advanced Study, the Propagation and Breeding of Distinctive Cannabis. Oakland, CA: Ronin Publishing.

Claussen U, Von Spulak F, Korte F (1966). The chemical classification of plants—XXXI, hashish—10. Cannabichromene, a new hashish component. Tetrahedron 22:1477

Colburn, Jamison. (2015). "a new suit by farmers against the dea illustrates why the war on drugs should not include a war on hemp." Rich Get Richer and the Poor Get Prison: A Reader: 37.

Comelli F, Bettoni I, Colleoni M, Giagnoni G, Costa B (2009). Beneficial effects of a Cannabis sativa extract treatment on diabetes-induced neuropathy and oxidative stress. Phytother Res 23: 1678–1684.

Consroe, P., Sandyk, R., & Snider, S. R. (1986). Open label evaluation of cannabidiol in dystonic movement disorders. Int J Neurosci 30, 277–282.

Cornwell PA, Barry BW (1994). Sesquiterpene components of volatile oils as skin penetration enhancers for the hydrophilic permeant 5-fluorouracil. J Pharm Pharmacol 46: 261–269.

Corrado G, Karali M. (2009). Inducible gene expression systems and plant biotechnology. Biotechnol Adv;27:733–43.

Corroon, J., & Phillips, J. (2018). A Cross-Sectional Study of Cannabidiol Users. Cannabis and Cannabinoid Research, 3(1), 152-161.

Costa B, Trovato AE, Comelli F, Giagnoni G, Colleoni M (2007). The non-psychoactive cannabis constituent cannabidiol is an orally effective therapeutic agent in rat chronic inflammatory and neuropathic pain. Eur J Pharmacol 556: 75–83.

Costa, B., Giagnoni, G., Franke, C., Trovato, A. E., & Colleoni, M. (2004). Vanilloid TRPV1 receptor mediates the antihyperalgesic effect of the nonpsychoactive cannabinoid, cannabidiol, in a rat model of acute inflammation. Br J Pharmacol 143, 247–250.

Couladis M, Ozcan M, Tzakou O, Akgul A (2003). Comparative essential oil compostion of various parts of the turpentine tree (Pistacia terebinthus) growing wild in Turkey. J Sci Food Agric 83: 136–138.

Courtney, William MD (2003). Cannabis as a unique functional food. Impact of THC on dietary intake of cannabinoid acids. Cannabis international.org Association Luxembourgeoise des Methodes Preventives 51:53-54.

Cravens, A., Payne, J., & Smolke, C. (2019). Synthetic biology strategies for microbial biosynthesis of plant natural products. Nature Communications, 10(1), 2142

Crawford A. (2016). Rise in UK Explosions Linked to Super-Strength Cannabis. BBC News.

Crippa JA, Derenusson GN, Ferrari TB, Wichert-Ana L, Duran F, Marti NSRO et al. (2011). Neural basis of anxiolytic effects of cannabidiol (CBD) in generalized social anxiety disorder: a preliminary report. J Psychopharmacol 25: 121–130.

Crippa JA, Zuardi AW, Hallak JE (2010). [Therapeutical use of the cannabinoids in psychiatry]. Rev Bras Psiquiatr 32 (Suppl. 1): S56–S66.

Crippa, J. A., Derenusson, G. N., Ferrari, T. B., Wichert-Ana, L., R., et al. (2011). Neural basis of anxiolytic effects of cannabidiol (CBD) in generalized social anxiety disorder: a preliminary report. J Psychopharmacol 25, 121–130.

Crippa, J. A., Zuardi, A. W., Garrido, G. E., Wichert-Ana, L., Guarnieri, R., Ferrari, L., et al. (2004). Effects of cannabidiol (CBD) on regional cerebral blood flow. Neuropsychopharmacology 29, 417–426.

Crippa, J. A., Zuardi, A. W., Martin-Santos, R., Bhattacharyya, S., Atakan, Z., Mcguire, P., et al. (2009). Cannabis and anxiety: a critical review of the evidence. Hum Psycho- pharmacol 24, 515–523.

Croteau R (1987). Biosynthesis and catabolism of monoterpenoids. Chem Rev 87: 929–954.

Cuttler, C., Spradlin, A., & Mclaughlin, R. (2018). A naturalistic examination of the perceived effects of cannabis on negative affect. Journal of Affective Disorders, 235, 198-205.

D'Souza DC, Perry E, MacDougall L, Ammerman Y, Cooper T, Wu YT et al. (2004). The psychotomimetic effects of intravenous delta-9-tetrahydrocannabinol in healthy individuals: implications for psychosis. Neuropsychopharmacology 29: 1558–1572.

Daniell, Henry, Stephen J. Streatfield, and Keith Wycoff. (2001). "Medical molecular farming: production of antibodies, biopharmaceuticals and edible vaccines in plants." Trends in plant science 6.5: 219-226.

Davalos SD, Fournier G, Boucher F, Paris M (1977). [Contribution to the study of Mexican marihuana. Preliminary studies: cannabinoids and essential oil (author's transl)]. J Pharm Belg 32: 89–99.

Davis WM, Hatoum NS (1983). Neurobehavioral actions of cannabichromene and interactions with delta 9-tetrahydrocannabinol. Gen Pharmacol 14: 247–252.

de Meijer E (2004). The breeding of cannabis cultivars for pharmaceutical end uses. In: Guy GW, Whittle BA, Robson P (eds). Medicinal Uses of Cannabis and Cannabinoids. Pharmaceutical Press: London, pp. 55–70.

de Meijer EP, Bagatta M, Carboni A, Crucitti P, Moliterni VM, Ranalli P et al. (2003). The inheritance of chemical phenotype in Cannabis sativa L. Genetics 163: 335–346.

de Meijer EPM, Hammond KM (2005). The inheritance of chemical phenotype in Cannabis sativa L. (II): cannabigerol predominant plants. Euphytica 145: 189–198.

de Meijer EPM, Hammond KM, Micheler M (2009a). The inheritance of chemical phenotype in Cannabis sativa L. (III): variation in cannabichromene proportion. Euphytica 165: 293–311.

de Meijer EPM, Hammond KM, Sutton A (2009b). The inheritance of chemical phenotype in Cannabis sativa L. (IV): cannabinoid-free plants. Euphytica 168: 95–112.

De Oliveira AC, Ribeiro-Pinto LF, Paumgartten JR (1997). In vitro inhibition of CYP2B1 monooxygenase by beta-myrcene and other monoterpenoid compounds. Toxicol Lett 92: 39–46.

De Oliveira AC, Ribeiro-Pinto LF, Paumgartten JR (1997). In vitro inhibition of CYP2B1 monooxygenase by beta-myrcene and other monoterpenoid compounds. Toxicol Lett 92: 39–46.

De Petrocellis L, Di Marzo V (2010). Non-CB1, non-CB2 receptors for endocannabinoids, plant cannabinoids, and synthetic cannabimimetics: focus on G-protein-coupled receptors and transient receptor potential channels. J Neuroimmune Pharmacol 5: 103–121.

De Petrocellis L, Ligresti A, Moriello AS, Allara M, Bisogno T, Petrosino S et al. (2011). Effects of cannabinoids and cannabinoid-enriched Cannabis extracts on TRP channels and endocannabinoid metabolic enzymes. Br J Pharmacol DOI:10.1111/j.1476-5381.2010.0166.x

De Petrocellis L, Vellani V, Schiano-Moriello A, Marini P, Magherini PC, Orlando P et al. (2008). Plant-derived cannabinoids modulate the activity of transient receptor potential channels of ankyrin type-1 and melastatin type-8. J Pharmacol Exp Ther 325: 1007–1015.

De Petrocellis, L., Vellani, V., Schiano-Moriello, A., Marini, P., Magherini, P. C., Orlando, P., et al. (2008). Plant-derived cannabinoids modulate the activity of transient re- ceptor potential channels of ankyrin type-1 and melastatin type-8. J Pharmacol Exp Ther 325, 1007–1015.

Degenhardt, F., O. Stehle, and Kayser (2017). "The Biosynthesis of Cannabinoids." Handbook of Cannabis and Related Pathologies: Biology, Pharmacology, Diagnosis, and Treatment. Elsevier, 2017. 13-23. Web.

Delgado P, Moreno F (1999). Antidepressants and the brain. Int Clin Psychopharmacol 14 (Suppl. 1): S9–16.
Delong GT, Wolf CE, Poklis A, Lichtman AH (2010). Pharmacological evaluation of the natural constituent of
Cannabis sativa, cannabichromene and its modulation by Delta(9)-tetrahydrocannabinol. Drug Alcohol Depend 112: 126–133.
Demuth, D. G., & Molleman, A. (2006). Cannabinoid signalling. Life Sci 78, 549–563.
Denson TF, Earleywine M (2006). Decreased depression in marijuana users. Addict Behav 31: 738–742.
Denson, T. F., & Earleywine, M. (2006). Decreased depression in marijuana users. Addict Behav 31, 738–742.
Desjardins J. (2018). The Anatomy of a Cannabis Plant, and its Lifecycle. Published September 11.
Devane WA, Dysarz FA 3rd, Johnson MR, Melvin LS, Howlett AC (1988). Determination and characterization of a cannabinoid receptor in rat brain. Mol Pharmacol 34: 605–613.
Devane WA, Hanus L, Breuer A et al.(1992). Isolation and structure of a brain constituent that binds to the cannabinoid receptor. Science. 258:1946–9.
Devane WA, Hanus L, Breuer A, Pertwee RG, Stevenson LA,
Griffin G et al. (1992). Isolation and structure of a brain constituent that binds to the cannabinoid receptor. Science 258: 1946–1949.
Deyo R, Musty R (2003). A cannabichromene (CBC) extract alters behavioral despair on the mouse tail suspension test of depression. Proceedings 2003 Symposium on the Cannabinoids. International Cannabinoid Research Society: Cornwall, ON, p. 146.
Di Marzo V, Hill MP, Bisogno T, Crossman AR, Brotchie JM (2000). Enhanced levels of endogenous cannabinoids in the globus pallidus are associated with a reduction in movement in an animal model of Parkinson's disease. FASEB J. 2000 Jul; 14(10):1432-8.
Di Marzo, V. (2009). The endocannabinoid system: its general strategy of action, tools for its pharmacological manipulation and potential therapeutic exploitation. Pharmacol Res 60, 77–84.
Dirikoc S, Priola SA, Marella M, Zsurger N, Chabry J (2007). Nonpsychoactive cannabidiol prevents prion accumulation and protects neurons against prion toxicity. J Neurosci 27: 9537–9544.
do Socorro SRMS, Mendonca-Filho RR, Bizzo HR,
de Almeida Rodrigues I, Soares RM, Souto-Padron T et al. (2003). Antileishmanial activity of a linalool-rich essential oil from Croton cajucara. Antimicrob Agents Chemother 47: 1895–1901.
do Vale TG, Furtado EC, Santos JG Jr, Viana GS (2002). Central effects of citral, myrcene and limonene, constituents of essential oil chemotypes from Lippia alba (Mill.) n.e. Brown. Phytomed 9: 709–714.
Dobrosi N, Toth BI, Nagy G, Dozsa A, Geczy T, Nagy G et al. (2008). Endocannabinoids enhance lipid synthesis and apoptosis of human sebocytes via cannabinoid receptor-2-mediated signaling. FASEB J 22: 3685–3695.
Dolgin, E. (2019). The bioengineering of Cannabis. Nature, 572(7771), S5-S7.

275

Dorard, G., Berthoz, S., Phan, O., Corcos, M., & Bungener, C. (2008). Affect dysregulation in cannabis abusers: a study in adolescents and young adults. Eur Child Adolesc Psy- chiatry 17, 274–282.

Douthwaite AH (1947). Choice of drugs in the treatment of duodenal ulcer. Br Med J 2: 43–47.

Doyle E, Spence AA (1995). *Cannabis* as a medicine? Br J Anaesth 74:359

Dreher M (2002). Crack heads and roots daughters: the therapeutic use of cannabis in Jamaica. J Cannabis Therap 2: 121–133.

Drug Enforcement Administration, Department of Justice. (2015). "Schedules of controlled substances: temporary placement of three synthetic cannabinoids into schedule I. Final order." Federal register 80.20: 5042.

Dumont, M., & Beal, M. F. (2011). Neuroprotective strategies involving ROS in Alzheimer disease. Free Radic Biol Med 51, 1014–1026.

Durkin E. (2013). Bloomberg Signs e-cigarettes ban among final bills as smokers light up. New York Daily News. http://www.nydailynews.com/new-york/bloomberg-bans-e-cigarettes-indoors-smokers-light-article-1.1562010.

Duru ME, Cakir A, Kordali S, Zengin H, Harmandar M, Izumi S et al. (2003). Chemical composition and antifungal properties of essential oils of three Pistacia species. Fitoterapia 74: 170–176.

Ehrhart, J., Obregon, D., Mori, T., Hou, H., Sun, N., Bai, Y., et al. (2005). Stimulation of cannabinoid receptor 2 (CB2) suppresses microglial activation. J Neuroinflamma- tion 2, 29.

El Marroun, H., Tiemeier, H., Franken, I., *et al.* (2016). Prenatal *Cannabis* and Tobacco Exposure in Relation to Brain Morphology: A Prospective Neuroimaging Study in Young Children. Biological Psychiatry, 79(12), 971-979.

El-Alfy, A. T., Ivey, K., Robinson, K., Ahmed, S., Radwan, M., Slade, D., et al. (2010). Antidepressant-like effect of delta9-tetrahydrocannabinol and other cannabinoids isolated from Cannabis sativa L. Pharmacol Biochem Behav 95, 434–442.

El-Remessy, A. B., Khalil, I. E., Matragoon, S., Abou-Mohamed, G., Tsai, N. J., Roon, P., et al. (2003). Neuroprotective effect of (−)delta9-tetrahydrocannabinol and can- nabidiol in N-methyl-D-aspartate-induced retinal neurotoxicity: involvement of peroxynitrite. Am J Pathol 163, 1997–2008.

Elgart A., I. Cherniakov, Y. Aldouby, A.J. Domb, A. Hoffman (2013). Improved oral bioavailability of BCS class 2 compounds by self nano-emulsifying drug delivery systems (SNEDDS): the underlying mechanisms for amiodarone and talinolol. Pharm Res, 30, pp. 3029-3044

Elisabetsky E, Marschner J, Souza DO (1995). Effects of Linalool on glutamatergic system in the rat cerebral cortex. Neurochem Res 20: 461–465.

Ellis EF, Moore SF, Willoughby KA (1995). Anandamide and delta 9-THC dilation of cerebral arterioles is blocked by indomethacin. Am J Physiol. 1995 Dec; 269(6 Pt 2):H1859-64.

Ellis, J. M. (2005). Cholinesterase inhibitors in the treatment of dementia. J Am Osteo- path Assoc 105, 145–158.

ElSohly HN, Turner CE, Clark AM, ElSohly MA (1982). Synthesis and antimicrobial activities of certain cannabichromene and cannabigerol related compounds. J Pharm Sci 71: 1319–1323.

ElSohly M.A., Mehmedic Z., Foster S., Gon C., Chandra S., and Church J.C.(2016). Changes in *Cannabis* potency over the last 2 decades (1995–2014): analysis of current data in the United States. Biol. Psychiatry 2016; 79: pp. 613-619

ElSohly MA, Boeren EG, Turner CE (1978). (-)-9,10-Dihydroxy-Δ6a(10a)-tetrahydrocannabinol and (-)-8,9-dihydroxy-Δ6a(10a)-tetrahydrocannabinol: 2 new cannabinoids from *Cannabis* sativa L. Experientia 34:1127

ElSohly MA, Ross SA, Mehmedic Z, Arafat R, Yi B, Banahan BF. (2000). Potency trends of Delta(9)-THC and other cannabinoids in confiscated marijuana from 1980–1997. Journal of Forensic Sciences. 45:24–30.

ElSohly MA, Ross SA, Mehmedic Z, Arafat R, Yi B, Banahan BF. (2000). Potency trends of Delta(9)-THC and other cannabinoids in confiscated marijuana from 1980–1997. Journal of Forensic Sciences. 45:24–30.

ElSohly MA, Slade D (2005). Chemical constituents of marijuana: the complex mixture of natural cannabinoids. Life Sci 78:539

Elsohly, M. A., & Slade, D. (2005). Chemical constituents of marijuana: the complex mixture of natural cannabinoids. Life Sci 78, 539–548.

ElSohly, M. A., Radwan, M. M., Gul, W., Chandra, S., & Galal, A. (2017). Phytochemistry of *Cannabis* sativa L. In Phytocannabinoids (pp. 1-36). Springer, Cham.

Erkelens, Hazekamp, Arno, *et al.* (2013). "The medicinal use of *Cannabis* and cannabinoids—an international cross-sectional survey on administration forms." Journal of psychoactive drugs 45.3: 199-210.

Ernest Small. (2016). *Cannabis: A Complete Guide*. CRC Press.

Eshhar N, Striem S, Biegon A (1993). HU-211, a non-psychotropic cannabinoid, rescues cortical neurones from excitatory amino acid toxicity in culture. Neuroreport. 1993 Dec 13; 5(3):237-40.

Esposito G, De Filippis D, Carnuccio R, Izzo AA, Iuvone T (2006a). The marijuana component cannabidiol inhibits beta-amyloid-induced tau protein hyperphosphorylation through Wnt/beta-catenin pathway rescue in PC12 cells. J Mol Med 84: 253–258.

Esposito G, De Filippis D, Maiuri MC, De Stefano D, Carnuccio R, Iuvone T (2006b). Cannabidiol inhibits inducible nitric oxide synthase protein expression and nitric oxide production in beta-amyloid stimulated PC12 neurons through p38 MAP kinase and NF-kappaB involvement. Neurosci Lett 399: 91–95.

Esposito, G., De Filippis, D., Maiuri, M. C., De Stefano, D., Carnuccio, R., & Iuvone, T. (2006). Cannabidiol inhibits inducible nitric oxide synthase protein expression and nitric oxide production in beta-amyloid stimulated PC12 neurons through p38 MAP kinase and NF-kappaB involvement. Neurosci Lett 399, 91–95.

Esposito, G., Scuderi, C., Savani, C., Steardo, L., Jr., De Filippis, D., Cottone, P., et al. (2007). Cannabidiol in vivo blunts beta-amyloid induced neuroinflammation by suppressing IL-1beta and iNOS expression. Br J Pharmacol 151, 1272–1279.

Eubanks LM, Rogers CJ, Beuscher AE 4th, Koob GF, Olson AJ, Dickerson TJ et al. (2006). A molecular link between the active component of marijuana and Alzheimer's disease pathology. Mol Pharm 3: 773–777.

Eubanks, L. M., Rogers, C. J., Beuscher, A. E. T., Koob, G. F., Olson, A. J., Dickerson, T. J., et al. (2006). A molecular link between the active component of marijuana and Alzheimer's disease pathology. Mol Pharm 3, 773–777.

European Neuropsychopharmacology, (2013). P.5.d.002 Cannabidiol add-on usual treatment improves the outcome of patients with Parkinson's disease. 23, S546-S547.

Evans FJ (1991). Cannabinoids: the separation of central from peripheral effects on a structural basis. Planta Med 57: S60–S67.

Facchini PJ, Bohlmann J, Covello PS, De Luca V, Mahadevan R, et al. (2012). Synthetic biosystems for the production of high-value plant metabolites. Trends Biotechnol30: 127-131.

Fairbairn JW, Pickens JT (1981). Activity of cannabis in relation to its delta'-trans-tetrahydrocannabinol content. Br J Pharmacol 72: 401–409.

Fairbairn, J. W. (1972). The trichomes and glands of Cannabis sativa L. Bull. Narc, 23, 29-33.

Falk AA, Hagberg MT, Lof AE, Wigaeus-Hjelm EM, Wang ZP (1990). Uptake, distribution and elimination of alpha-pinene in man after exposure by inhalation. Scand J Work Environ Health 16: 372–378.

Falk-Filipsson A, Lof A, Hagberg M, Hjelm EW, Wang Z (1993). d-limonene exposure to humans by inhalation: uptake, distribution, elimination, and effects on the pulmonary function. J Toxicol Environ Health 38: 77–88.

Fan X, Gates RA (2001). Degradation of monoterpenes in orange juice by gamma radiation. J Agric Food Chem 49: 2422–2426.

Fan X, Sokorai KJ (2002). Changes in volatile compounds of gamma-irradiated fresh cilantro leaves during cold storage. J Agric Food Chem 50: 7622–7626.

FAO/WHO, (1995). Application of risk analysis to food standards issues. Report of the Joint FAO/WHO Expert Consultation. WHO, Geneva. WHO/FNU/FOS/95.3.

FAO/WHO, (1997). Risk management and food safety. Report of a Joint FAO/WHO Expert Consultation. FAO, Rome. FAO Food and Nutrition Paper No. 65.

FAO/WHO, (1998). The application of risk communication to food standards and safety matters. Report of a Joint FAO/WHO Expert Consultation. FAO, Rome. FAO Food and Nutrition Paper No. 70.

Farag RS, Shalaby AS, El-Baroty GA, Ibrahim NA, Ali MA, Hassan EM (2004). Chemical and biological evaluation of the essential oils of different Melaleuca species. Phytother Res 18: 30–35.

Farag S, Kayser O (2015). Cannabinoids production by hairy root cultures of Cannabis sativa L. Am J Plant Sci 6:1874–1884

Farrimond, J., Mercier, M., Whalley, B., & Williams, C. (2011). Cannabis sativa and the endogenous cannabinoid system: Therapeutic potential for appetite regulation. Phytotherapy Research : PTR, 25(2), 170-188.

Favrat B, Menetrey A, Augsburger M, Rothuizen L, Appenzeller M, Buclin T et al. (2005). Two cases of 'cannabis acute psychosis' following the administration of oral cannabis.

BMC Psychiatry
5: 17.

Feigenbaum JJ, Bergmann F, Richmond SA, Mechoulam R et al., (1989). Nonpsychotropic cannabinoid acts as a functional N-methyl-D-aspartate receptor blocker. Proc Natl Acad Sci U S A. Dec; 86(23):9584-7.

Fellermeier M, Eisenreich W, Bacher A, Zenk MH (2001). Biosynthesis of cannabinoids. Incorporation experiments with 13C-labeled glucoses. Eur J Biochem 268:1596–1604

Fellermeier M, Eisenreich W, Bacher A, Zenk MH (2001). Biosynthesis of cannabinoids. Incorporation experiments with (13)C-labeled glucoses. Eur J Biochem 268: 1596–1604.

Fellermeier M, Zenk MH (1998). Prenylation of olivetolate by a hemp transferase yields cannabigerolic acid, the precursor of tetrahydrocannabinol. FEBS Lett 427:283–285.

Fernandez CID Maria Vanesa, & Van Houten Dennis. (2015). *Cannabis* plant isolate comprising Λ9-tetrahydrocannabinol and a method for preparing such an isolate. Chinese Patent. CN104619318 (A).

Fernandez SMS, Kellogg BA, Poulter CD (2000). Farnesyl diphosphate synthase. Altering the catalytic site to select for geranyl diphosphate activity. Biochemistry 39:15316–21.

Fernández-Ruiz J, Lastres-Becker I, Cabranes A, González S, Ramos JA (2002) Endocannabinoids and basal ganglia functionality.Prostaglandins Leukot Essent Fatty Acids. Feb-Mar; 66(2-3):257-67.

Finley, C., & Bestwick, H. (2018). *Cannabis* oil compositions and methods for preparation thereof. Patent EP3380096 (A1).

Finseth TA, Hedeman JL, Brown RP 2nd, Johnson KI, Binder MS, Kluger BM. (2015) Evid Based Complement Alternat Med. :874849.

Fischedick JT, Hazekamp A, Erkelens T, Choi YH, Verpoorte R (2010). Metabolic fingerprinting of *Cannabis sativa* L., cannabinoids and terpenoids for chemotaxonomic and drug standardization purposes. Phytochem 71: 2058–2073.

Fischedick, Glas, Hazekamp, Verpoorte (2009). A qualitative and quantitative HPTLC densitometry method for the analysis of cannabinoids in *Cannabis* sativa L. Phytochem. Anal., 20, pp. 421-426, 10.1002/pca.1143

Fischedick, Hazekamp, Erkelens, Choi, Verpoorte. (2010). Metabolic fingerprinting of *Cannabis* sativa L., cannabinoids and terpenoids for chemotaxonomic and drug standardization purposes. Phytochemistry, 71, pp. 2058-2073,

Fischer R, Emans NJ, Twyman RM, Schillberg S. (2004). Molecular farming in plants: technology platforms. In: Goodman RB, editor. Encyclopedia of plant and crop science. New York: Marcel Dekker. p. 753–6.

Flores-Sanchez IJ, Verpoorte R. (2008). Secondary metabolism in *Cannabis*. Phytochemistry Review. 7:615–639.

Flores-Sanchez IJ, Verpoorte R. (2008). Secondary metabolism in cannabis. Phytochemistry Review. 7:615–639.

Forester, B., Romano, C., Quayle, W., Georgakas, J., & Rosenberg, P. (2017). Pilot trial of dronabinol adjunctive treatment of agitation in alzheimer's disease. Alzheimer's & Dementia: The Journal of the Alzheimer's Association, 13(7), P940-P940.

Formukong EA, Evans AT, Evans FJ (1988). Analgesic and antiinflammatory activity of constituents of *Cannabis sativa* L. Inflammation 12: 361–371.

Fräbel S, Krischke M, Staniek A, Warzecha H (2016). Recombinant flavin-dependent halogenases are functional in tobacco chloroplasts without co-expression of flavin reductase genes. Biotechnol J 11(12):1586–1594

Franconi R, Demurtas OC, Massa S. (2010). Plant-derived vaccines and other therapeutics produced in contained systems. Expert Rev Vaccin;9:877–92.

Franz C, Novak J (2010). Sources of essential oils. In: Baser KHC, Buchbauer G (eds). Handbook of Essential Oils: Science, Technology, and Applications. CRC Press: Boca Raton, FL, pp. 39–82.

Fride E, Russo EB (2006). Neuropsychiatry: Schizophrenia, depression, and anxiety. In: Onaivi E, Sugiura T, Di Marzo V (eds). Endocannabinoids: The Brain and Body's Marijuana and beyond. Taylor & Francis: Boca Raton, FL, pp. 371–382.

Friedrich RW (2004). Neurobiology: odorant receptors make scents. Nature 430: 511–512.

Fukumoto S, Morishita A, Furutachi K, Terashima T, Nakayama T, Yokogoshi H (2008). Effect of flavour components in lemon essential oil on physical or psychological stress. Stress Health 24: 3–12.

Fusar-Poli P, Allen P, Bhattacharyya S, Crippa JA, Mechelli A, Borgwardt S et al. (2010). Modulation of effective connectivity during emotional processing by Delta9-tetrahydrocannabinol and cannabidiol. Int J Neuropsychopharmacol 13: 421–432.

Fusar-Poli P, Crippa JA, Bhattacharyya S, Borgwardt SJ, Allen P, Martin-Santos R et al. (2009). Distinct effects of {delta}9-tetrahydrocannabinol and cannabidiol on neural activation during emotional processing. Archiv Gen Psychiatr 66: 95–105.

Fusar-Poli P., Crippa J.A., Bhattacharyya S., Zuardi A.W., and McGuire P.K. (2008). Distinct effects of Δ . Arch. Gen. Psychiatry 2008; 66: pp. 95-105

Fusar-Poli, P., Crippa, J. A., Bhattacharyya, S., Borgwardt, S. J., Allen, P., Martin-Santos, R., et al. (2009). Distinct effects of delta9-tetrahydrocannabinol and cannabidiol on neural activation during emotional processing. Arch Gen Psychiatry 66, 95–105.

Gachet MS, Schubert A, Calarco S et al. (2017). Targeted metabolomics shows plasticity in the evolution of signaling lipids and uncovers old and new endocannabinoids in the plant kingdom. Sci Rep;7:41177.

Gagne SJ, Stout JM, Liu E, Boubakir Z, Clark SM, et al. (2012). Identification of olivetolic acid cyclase from Cannabis sativa reveals a unique catalytic route to plant polyketides. Proc Natl Acad Sci USA 109: 12811-12816.

Gai, Q. Y., Jiao, J., Luo, M., Wie, Z. F., Zu, Y. G., and Ma, W. (2015). Establishment of hairy root cultures by Agrobacteriumrhizogenes mediated transformation of Isatis tinctoria L. for the efficient production of flavonoids and evaluation of antioxidant activities. PLoS ONE 10:e0119022.

Galiègue S, Mary S, Marchand J, Dussossoy D, Carrière D, et al. (1995). Expression of central and peripheral cannabinoid receptors in human immune tissues and leukocyte subpopulations. Eur. J. Biochem. 232:54–61

Galiègue S, Mary S, Marchand J, Dussossoy D, Carrière D, et al. (1995). Expression of central and peripheral cannabinoid receptors in human immune tissues and leukocyte subpopulations. Eur. J. Biochem. 232:54–61

Gallily, Ruth, *et al.* (2012). Non psychoactive cannabinoids and uses thereof. Patent: WO2012011112

Gambargo V, Fare DF, Froldi R, Saligari E, Tassoni G (2002). Determination of primary active constituents in *Cannabis* preparations by high-resolution gas chromatography. Anal Chim Acta 468:245

Gaoni Y, Mechoulam R (1964). Hashish. III. Isolation, structure, and partial synthesis of an active constituent of hashish. J Am Chem Soc 86:1646

Gaoni Y, Mechoulam R (1964a). Isolation, structure and partial synthesis of an active constituent of hashish. J Am Chem Soc 86: 1646–1647.

Gaoni Y, Mechoulam R (1964b). The structure and function of cannabigerol, a new hashish constituent. Proc Chem Soc 1: 82.

Gaoni Y, Mechoulam R (1966). Cannabichromene, a new active principle in hashish. Chem Commun 1:20

Gaoni Y, Mechoulam R (1966). Cannabichromene, a new active principle in hashish. Chem Commun 1: 20–21.

Garcia-Arencibia, M., Gonzalez, S., Mechoulam, R., & Fernandez-Ruiz, J. (2007). Evaluation of the neuroprotective effect of cannabinoids in a rat model of Parkinson's disease: importance of antioxidant and cannabinoid re- ceptor-independent properties. Brain Res 1134, 162–170.

Garcia, C., Palomo, C., Pertwee, R. G., & Fernandez- Ruiz, J. (2011). Symptom-relieving and neuroprotective effects of the phytocanna- binoid delta9 -THCV in animal models of Parkinson's disease. Br J Pharmacol.

Gattefosse R-M (1993). Gatefosse's Aromatherapy. C.W. Daniel: Essex, MD.

Gauson LA, Stevenson LA, Thomas A, Baillie GL, Ross RA,
Pertwee RG (2007). Cannabigerol behaves as a partial agonist at both CB1 and CB2 receptors. Proceedings 17th Annual Symposium on the Cannabinoids. International Cannabinoid Research Society: Saint-Sauveur, QC, p. 206.

Geissler, M., Volk, J., Stehle, F., Kayser, O., & Warzecha, H. (2018). Subcellular localization defines modification and production of Δ 9 -tetrahydrocannabinolic acid synthase in transiently transformed *Nicotiana* benthamiana. Biotechnology Letters, 40(6), 981-987.

Gerdeman GL, Lovinger DM (2003). Emerging roles for endocannabinoids in long-term synaptic plasticity. Br J Pharmacol 140: 781–789.

Gershenzon J (1994). Metabolic costs of terpenoid accumulation in higher plants. J Chem Ecol 20: 1281–1328.

Gershenzon J, Croteau R (1993). Terepenoid Biosynthesis: the basic pathway and formation of monoterpenes, sequiterpenes, and diterpenes. In: Moore TS (ed.). Lipid Metabolism in Plants. CRC Press: Boca Raton, FL, pp. 339–388.

Gertsch J (2008). Anti-inflammatory cannabinoids in diet: towards a better understanding of CB(2) receptor action? Commun Integr Biol 1: 26–28.

Gertsch J, Leonti M, Raduner S, Racz I, Chen JZ, Xie XQ *et al.* (2008). Beta-caryophyllene is a dietary cannabinoid. Proc Natl Acad Sci USA 105: 9099–9104.

Gertsch, J., Pertwee, R. G., and Di Marzo, V. (2010). Phytocannabinoids beyond the *Cannabis* plant – do they exist? Br. J. Pharmacol. 160, 523–529.

Gertsch, J., Pertwee, R. G., and Di Marzo, V. (2010). Phytocannabinoids beyond the Cannabis plant – do they exist? Br. J. Pharmacol. 160, 523–529. doi: 10.1111/j.1476-5381.2010.00745.x

Ghaemmaghami S, Huh WK, Bower K, Howson RW, Belle A, *et al.* (2005) Global analysis of protein expression in yeast. Nature 425: 737-741.

Ghelardini C, Galeotti N, Salvatore G, Mazzanti G (1999). Local anaesthetic activity of the essential oil of Lavandula angustifolia. Planta Med 65: 700–703.

Giese, Lewis, L. Giese, Smith (2015). Development and validation of a reliable and robust method for the analysis of cannabinoids and terpenes in *Cannabis*. J. AOAC Int., 98, pp. 1503-1522,

Gil ML, Jimenez J, Ocete MA, Zarzuelo A, Cabo MM (1989). Comparative study of different essential oils of Bupleurum gibraltaricum Lamarck. Pharmazie 44: 284–287.

Gilbert, G. L., Kim, H. J., Waataja, J. J., & Thayer, S. A. (2007). Delta9-tetrahydrocannabinol protects hippocampal neurons from excitotoxicity. Brain Res 1128, 61–69.

Gilbert, G., Kim, H., Waataja, J., & Thayer, S. (2007). Δ9-Tetrahydrocannabinol protects hippocampal neurons from excitotoxicity. Brain Research, 1128(1), 61-69.

Gilg, A.B., Bearfield, J.C., Tittiger, C., Welch, W.H., and Blomquist, G.J. (2005). "Isolation and Functional Expression of an Animal Geranyl Diphosphate Synthase and Its Role in Bark Beetle Pheromone Biosynthesis." Proceedings of the National Academy of Sciences of the United States of America 102.28. 9760-765. Web.

Gill EW, Paton WD, Pertwee RG (1970). Preliminary experiments on the chemistry and pharmacology of cannabis. Nature 228: 134–136.

Gilmore S, Peakall R, Robertson J. (2003). Short tandem repeat (STR) DNA markers are hypervariable and informative in *Cannabis* sativa: implications for forensic investigations. Forensic Sci Int.;131(1):65 74.

Gils M, Marillonnet S, Werner S, Grätzner R, Giritch A, Engler C, *et al.* (2008). A novel hybrid seed system for plants. Plant Biotechnol J 6:226–35.

Giuffrida A, Leweke FM, Gerth CW, Schreiber D, Koethe D, Faulhaber J *et al.* (2004). Cerebrospinal anandamide levels are elevated in acute schizophrenia and are inversely correlated with psychotic symptoms. Neuropsychopharmacol 29: 2108–2114.

Gomes-Carneiro MR, Viana ME, Felzenszwalb I, Paumgartten FJ (2005). Evaluation of beta-myrcene, alpha-terpinene and (+)- and (-)-alpha-pinene in the Salmonella/microsome assay. Food Chem Toxicol 43: 247–252.

Gray, C., Cunningham, Wil, Page-Gould, Elizabeth, & Paus, Tomas. (2015). Adolescent *Cannabis* Use and Brain Structure in Young Adulthood, ProQuest Dissertations and Theses.

Gubellini P, Picconi B, Bari M, Finazzi-Agrò A, Maccarrone M (2002). Experimental parkinsonism alters endocannabinoid degradation: implications for striatal glutamatergic transmission. J Neurosci. 2002 Aug 15; 22(16):6900-7.

Guimaraes, F. S., Chiaretti, T. M., Graeff, F. G., & Zuardi, A. W. (1990). Antianxiety effect of cannabidiol in the elevated plus-maze. Psychopharmacology (Berl) 100, 558–559.

Guimaraes, Francisco Silveira, *et al.* (2017). Fluorinated cbd compounds, compositions and uses thereof. Patent: WO2014108899

Guy GW, Stott CG (2005). The development of Sativex- a natural cannabis-based medicine. In: Mechoulam R (ed.). Cannabinoids As Therapeutics. Birkhäuser Verlag: Basel, pp. 231–263.

Gülck, T. (2019). High times for pathway discovery: phytocannabinoids - origins, biosynthesis and synthetic biology . University of Copenhagen, Faculty of Science, Department of Plant and Environmental Sciences, Plant Biochemistry Laboratory.

Hampson AJ, Grimaldi M, Axelrod J, Wink D (1998). Cannabidiol and (-)Delta9-tetrahydrocannabinol are neuroprotective antioxidants. Proc Natl Acad Sci USA 95: 8268–8273.

Hampson, A. J., Grimaldi, M., Axelrod, J., & Wink, D. (1998). Cannabidiol and (−)delta9- tetrahydrocannabinol are neuroprotective antioxidants. Proc Natl Acad Sci U S A 95, 8268–8273.

Haney M, Hart CL, Vosburg SK, Nasser J, Bennett A, Zubaran C et al. (2004). Marijuana withdrawal in humans: effects of oral THC or divalproex. Neuropsychopharmacol 29: 158–170.

Hanus L, Breuer A, Tchilibon S, Shiloah S, Goldenberg D, Horowitz M et al. (1999). HU-308: a specific agonist for CB(2), a peripheral cannabinoid receptor. Proc Natl Acad Sci USA 96: 14228–14233.

Harris B (2010). Phytotherapeutic uses of essential oils. In: Baser KHC, Buchbauer G (eds). Handbook of Essential Oils: Science, Technology, and Applications. CRC Press: Boca Raton, FL, pp. 315–352.

Hart CL, Haney M, Ward AS, Fischman MW, Foltin RW (2002). Effects of oral THC maintenance on smoked marijuana self-administration. Drug Alcohol Depend 67: 301–309.

Harte-Hargrove, L., & Dow-Edwards, D. (2012). Withdrawal from THC during adolescence: Sex differences in locomotor activity and anxiety. Behavioural Brain Research, 231(1), 48-59.

Harte, L., & Dow-Edwards, D. (2010). Sexually dimorphic alterations in locomotion and reversal learning after adolescent tetrahydrocannabinol exposure in the rat. Neurotoxicology and Teratology, 32(5), 515-24.

Harvard Health Publications (2010). Medical marijuana and the mind. Web site. http://www.health.harvard.edu/newsletters/Harvard_Mental_Health_Letter/2010/April/medical-marijuana-and-the-mind.

Harvey DJ (1985). Examination of a 140 year old ethanolic extract of Cannabis: identification of new cannabitriol homologues and the ethyl homologue of cannabinol. In: Harvey DJ, Paton W, Hahas GG (eds) Marihuana 84: IRL Press, Oxford, p 23

Hatoum NS, Davis WM, Elsohly MA, Turner CE (1981). Cannabichromene and delta 9-tetrahydrocannabinol: interactions relative to lethality, hypothermia and hexobarbital hypnosis. Gen Pharmacol 12: 357–362.

Hazekamp A (2007). Cannabis: extracting the medicine. PhD Thesis, Universiteit Leiden, The Netherlands

Hazekamp A, Peltenburg A, Verpoorte R (2005). Chromatographic and spectroscopic data of cannabinoids from Cannabis sativa. J Liq Chromatogr Relat Technol 28:2361

Hazekamp, A., Justin, T. F., Lubbe, A., & Ruhaak, R. L. (2010). Chemistry of Cannabis. Comprehensive Natural Products II, 3, 1033–1084.

Hazekamp, Arno, and George Pappas. (2014). "Self-medication with *Cannabis*." Handbook of *Cannabis* 319.

HCSC (2013). Health Canada information for sundhedsprofessionelle 2013: http://www.hc-sc.gc.ca/dhp-mps/alt_formats/pdf/marihuana/med/infoprof-eng.pdf

He XH, Jordan CJ, Vemuri K, Bi GH, Zhan J, Gardner EL, et al. Cannabinoid CB1 receptor neutral antagonist AM4113 inhibits heroin self-administration without depressive side effects in rats. Acta Pharmacol Sin. 2019;40:365–73.

Hendriks H, Malingré TM, Batterman S, Bos R (1975). Mono- and sesqui-terpene hydrocarbons of the eseential oil of *Cannabis sativa*. Phytochem 14: 814–815.

Hendriks H, Malingré TM, Batterman S, Bos R (1977). Alkanes of the essential oil of *Cannabis sativa*. Phytochem 16: 719–721.

Hewavitharana AK, Golding G, Tempany G, King G, Holling N (2005). Quantitative GC-MS analysis of Δ(9)-tetrahydrocannabinol in fiber hemp varieties. J Anal Toxicol 29:258

Hicks, J. (2015). The Medicinal Power of Cannabis, Using a Natural Herb to Heal Arthritis, Nausea, Pain, and Other Ailments. New York, NY: Skyhorse Publishing.

Hill AJ, Weston SE, Jones NA, Smith I, Bevan SA, Williamson EM *et al.* (2010). Delta-Tetrahydrocannabivarin suppresses in vitro epileptiform and in vivo seizure activity in adult rats. Epilepsia 51: 1522–1532.

Hill MN, Gorzalka BB (2005a). Is there a role for the endocannabinoid system in the etiology and treatment of melancholic depression? Behav Pharmacol 16: 333–352.

Hill MN, Gorzalka BB (2005b). Pharmacological enhancement of cannabinoid CB1 receptor activity elicits an antidepressant-like response in the rat forced swim test. Eur Neuropsychopharmacol 15: 593–599.

Hill, A. J., Weston, S. E., Jones, N. A., Smith, I., Bevan, S. A., Williamson, E. M., et al. (2010). Delta-Tetrahydrocannabivarin suppresses in vitro epileptiform and in vivo seizure activity in adult rats. Epilepsia 51, 1522–1532.

Hill, A., Williams, C., Whalley, B., & Stephens, G. (2012). Phytocannabinoids as novel therapeutic agents in CNS disorders. Pharmacology & Therapeutics, 133(1), 79-97.

Hillig KW, Mahlberg PG. (2004). A chemotaxonomic analysis of cannabinoid variation in *Cannabis* (Cannabaceae) American Journal of Botany. 2004;91:966–975.

Hillig, K. W. (2005). "Genetic evidence for speciation in *Cannabis* (Cannabaceae)." Genetic Resources and Crop Evolution 52(2): 161-180.

Hindle, J. V. (2010). Ageing, neurodegeneration and Parkinson's disease. Age Ageing 39, 156–161.

Hohmann AG, Suplita RL, Bolton NM, Neely MH, Fegley D, Mangieri R *et al.* (2005). An endocannabinoid mechanism for stress-induced analgesia. Nature 435: 1108–1112.

Holland ML, Allen JD, Arnold JC (2008). Interaction of plant cannabinoids with the multidrug transporter ABCC1 (MRP1). Eur J Pharmacol 591: 128–131.

Hollister LE (1974). Structure-activity relationships in man of cannabis constituents, and homologs and metabolites of delta9-tetrahydrocannabinol. Pharmacol 11: 3–11.

Hood LV, Dames ME, Barry GT (1973). Headspace volatiles of marijuana. Nature 242: 402–403.

Horsted, Tina, and Anne Lea Landsted. Medicinsk cannabis : livskvalitet og smertelindring med cannabismedicin. 1. udgave. Copenhagen: Gyldendal, 2018. Print.

Howlett AC (1987). Cannabinoid inhibition of adenylate cyclase: relative activity of constituents and metabolites of marihuana. Neuropharmacol 26: 507–512.

Huestis M.A. (2007). Human cannabinoid pharmacokinetics. Chem Biodivers, 4 (8), pp. 1770-1804

Huestis MA (2007). Human Cannabinoid Pharmacokinetics. Chem Biodivers 4: 1770–1804.

Hughes, B. E., & Herron, C. (2018). Cannabidiol Reverses Deficits in Hippocampal LTP in a Model of Alzheimer's Disease. Neurochemical Research, 1-11.

Hurley, M. J., Mash, D. C., & Jenner, P. (2003). Expression of cannabinoid CB1 receptor mRNA in basal ganglia of normal and parkinsonian human brain. J Neural Transm 110, 1279–1288.

ibn al-Baytar (1291) *Kitab al-Yami' li-mufradat al-adwiya wa-l-agdiya*. Bulaq: Egypt.

ibn Sina (Avicenna) (1294). Al-Qanun fi l-tibb *(Canon of medicine)*. Bulaq: Egypt.

Ignatowska-Jankowska B, Jankowski M, Glac W, Swiergel AH (2009). Cannabidiol-induced lymphopenia does not involve NKT and NK cells. J Physiol Pharmacol 60 (Suppl. 3): 99–103.

Ignea C, Pontini M, Maffei ME *et al.* (2014). Engineering monoterpene production in yeast using a synthetic dominant negative geranyl diphosphate synthase. A *CS* Synth Biol;3:298–306.

Ilan AB, Gevins A, Coleman M, ElSohly MA, de Wit H (2005). Neurophysiological and subjective profile of marijuana with varying concentrations of cannabinoids. Behav Pharmacol 16: 487–496.

Innamorati, M., Pompili, M., Ferrari, V., Girardi, P., Tatarelli, R., Tamburello, A., et al. (2008). Cannabis use and the risk behavior syndrome in Italian university students: are they related to suicide risk? Psychol Rep 102, 577–594.

Iring A, Ruisanchez É, Leszl-Ishiguro M, et al., (2013). Role of endocannabinoids and cannabinoid-1 receptors in cerebrocortical blood flow regulation. PLoS One. 2013; 8(1):e53390.

Ismail M (2006). Central properties and chemcial composition of *Ocimum basilicum* essential oil. Pharm Biol 44: 619–626.

Iuvone T, Esposito G, Esposito R, Santamaria R, Di Rosa M, Izzo AA (2004). Neuroprotective effect of cannabidiol, a non-psychoactive component from Cannabis sativa, on beta-amyloid-induced toxicity in PC12 cells. J Neurochem 89: 134–141.

Iuvone, T., Esposito, G., Esposito, R., Santamaria, R., Di Rosa, M., & Izzo, A. A. (2004). Neuroprotective effect of cannabidiol, a non-psychoactive component from Cannabis sativa, on beta-amyloid-induced toxicity in PC12 cells. J Neurochem 89, 134–141.

Izzo AA, Borrelli F, Capasso R, Di Marzo V, Mechoulam R (2009). Non-psychotropic plant cannabinoids: new therapeutic opportunities from an ancient herb. Trends Pharmacol Sci 30: 515–527.

Jäger W, Buchbauer G, Jirovetz L, Fritzer M (1992). Percutaneous absorption of lavender oil from a massage oil. J Soc Cosmet Chem 43 (Jan/Feb): 49–54.

Jarvis, K., Delbello, M. P., Mills, N., Elman, I., Strakowski, S. M., & Adler, C. M. (2008). Neuroanatomic comparison of bipolar adolescents with and without cannabis use disorders. J Child Adolesc Psychopharmacol 18, 557–563.

285

Jia L. (2005). Nanoparticle formulation increases oral bioavailability of poorly soluble drugs: approaches experimental evidences and theory. Curr Nanosci, 1 (3), pp. 237-243

Jiang HE, Li X, Zhao YX, Ferguson DK, Hueber F, Bera S, Wang YF, Zhao LC, Liu CJ, Li Cs (2006) A new insight into Cannabis sativa (Cannabaceae) utilization from 2500-year-old Yanghai Tombs, Xinjiang, China. J Ethnopharmacol 108:414

Jirovetz L, Buchbauer G, Jager W, Woidich A, Nikiforov A (1992). Analysis of fragrance compounds in blood samples of mice by gas chromatography, mass spectrometry, GC/FTIR and GC/AES after inhalation of sandalwood oil. Biomed Chromatogr 6: 133–134.

Johnson JR, Burnell-Nugent M, Lossignol D, Ganae-Motan ED, Potts R, Fallon MT (2010). Multicenter, double-blind, randomized, placebo-controlled, parallel-group study of the efficacy, safety, and tolerability of THC:CBD extract and THC extract in patients with intractable cancer-related pain. J Pain Symptom Manage 39: 167–179.

Jones NA, Hill AJ, Smith I, Bevan SA, Williams CM, Whalley BJ et al. (2010). Cannabidiol displays antiepileptiform and antiseizure properties in vitro and in vivo. J Pharmacol Exp Ther 332: 569–577.

Jones, J. B. (1997). Hydroponics : a practical guide for the soilless grower. Bocan Raton: CRC Press.

Jones, N. A., Hill, A. J., Smith, I., Bevan, S. A., Williams, C. M., Whalley, B. J., et al. (2010). Cannabidiol displays antiepileptiform and antiseizure properties in vitro and invivo. J Pharmacol Exp Ther 332, 569–577.

Kaa, E. (1992). Drug abuse in western Denmark during the eighties. I. Drugs of abuse. Forensic Science International, 55(1), 67-74.

Kapila J, De Rycke R, van Montagu M, Angenon G. (1997). An agrobacterium-mediated transient gene expression system for intact leaves. Plant Sci;122:101–8.

Karl, T., Garner, B., & Cheng, D. (2017). The therapeutic potential of the phytocannabinoid cannabidiol for Alzheimer's disease. Behavioural Pharmacology, 28(2 and 3 - Special Issue), 142-160.

Karler R, Turkanis SA. (1987). Different cannabinoids exhibit different pharmacological and toxicological properties. NIDA Res Mg 79:96–107.

Karsak M, Gaffal E, Date R, Wang-Eckhardt L, Rehnelt J, Petrosino S et al. (2007). Attenuation of allergic contact dermatitis through the endocannabinoid system. Science 316: 1494–1497.

Karschner, E., Darwin, W., McMahon, R., Liu, F., Wright, S., Goodwin, R., & Huestis, M. (2011). Subjective and Physiological Effects After Controlled Sativex and Oral THC Administration. Clinical Pharmacology & Therapeutics, 89(3), 400-407.

Kasten, C. et al., (2018). Short-Term Genetic Selection for Adolescent Locomotor Sensitivity to Delta9-Tetrahydrocannabinol (THC). Behavior Genetics, 48(3), pp.224–235.

Kasten, C.R., Zhang, Y. & Boehm, S.L., (2017). Acute and long-term effects of Δ9-tetrahydrocannabinol on object recognition and anxiety-like activity are age- and strain-dependent in mice. Pharmacology, biochemistry, and behavior, 163, pp.9–19.

Kavia R, De Ridder D, Constantinescu C, Stott C, Fowler C (2010). Randomized controlled trial of Sativex to treat detrusor overactivity in multiple sclerosis. Mult Scler 16: 1349–1359.

Kelly, C., Castellanos, F., Tomaselli, O., Lisdahl, K., Tamm, L., Jernigan, T. *et al.* (2017). Distinct effects of childhood ADHD and *Cannabis* use on brain functional architecture in young adults. NeuroImage. Clinical, 13, 188-200.

Kelsey, J. E., Harris, O., & Cassin, J. (2009). The CB1 antagonist rimonabant is adjunctively therapeutic as well as monotherapeutic in an animal model of Parkinson's disease. Behav Brain Res 203, 304–307.

Khan B. A., Wang J., Warner P., Wang H. (2015). Antibacterial properties of hemp hurd powder against E. coli. J. Appl. Polym. Sci. 132:41588 10.1002/app.41588

Kim JT, Ren CJ, Fielding GA, Pitti A, Kasumi T, Wajda M *et al.* (2007). Treatment with lavender aromatherapy in the post-anesthesia care unit reduces opioid requirements of morbidly obese patients undergoing laparoscopic adjustable gastric banding. Obes Surg 17: 920–925.

Kim SS, Baik JS, Oh TH, Yoon WJ, Lee NH, Hyun CG (2008). Biological activities of Korean Citrus obovoides and Citrus natsudaidai essential oils against acne-inducing bacteria. Biosci Biotechnol Biochem 72: 2507–2513.

Kim, E.S., Mahlberg, P.G., (2003). Secretory vesicle formation in the secretory cavity of glandular trichomes of *Cannabis* sativa L. (Cannabaceae). Mol. Cells 15, 387–395.

King LA, Carpentier C, Griffiths P (2005). Cannabis potency in Europe. Addiction 100: 884–886.

Kinghorn, A. Douglas, *et al.* (2017). Phytocannabinoids: Unraveling the Complex Chemistry and Pharmacology of *Cannabis* sativa. Vol. 103. Springer.

Kinghorn, A. Douglas, et al., (2017). Phytocannabinoids: Unraveling the Complex Chemistry and Pharmacology of Cannabis sativa. Vol. 103. Springer.

Klumpers L.E., T.L. Beumer, J.G.C. van Hasselt, *et al.* (2012). Novel Δ9-tetrahydrocannabinol formulation Namisol® has beneficial pharmacokineti Cs and promising pharmacodynamic effects. Br J Clin Pharmacol, 74 (1), pp. 42-53

Komiya M, Takeuchi T, Harada E (2006). Lemon oil vapor causes an anti-stress effect via modulating the 5-HT and DA activities in mice. Behav Brain Res 172: 240–249.

Komori T, Fujiwara R, Tanida M, Nomura J, Yokoyama MM (1995). Effects of citrus fragrance on immune function and depressive states. Neuroimmunomodulation 2: 174–180.

Kose EO, Deniz IG, Sarikurkcu C, Aktas O, Yavuz M (2010). Chemical composition, antimicrobial and antioxidant activities of the essential oils of Sideritis erythrantha Boiss. and Heldr. (var. erythrantha and var. cedretorum P.H. Davis) endemic in Turkey. Food Chem Toxicol 48: 2960–2965.

Kostic M, Pejic B, Skundric P. (2008). Quality of chemically modified hemp fibres. Bioresource Technology. 2008;99:94–99.

Kotin, J., Post, R. M., & Goodwin, F. K. (1973). 9 -Tetrahydrocannabinol in depressed patients. Arch Gen Psychiatry 28, 345–348.

Kreitzer, F. R., & Stella, N. (2009). The therapeutic potential of novel cannabinoid receptors. Pharmacol Ther 122, 83–96.

Kumano T, Richard SB, Noel JP *et al.* (2008). Chemoenzymatic syntheses of prenylated aromatic small molecules using Streptomyces prenyltransferases with relaxed substrate specficities. Bioor- gan Med Chem 16:8117–26.

Labigalini E Jr, Rodrigues LR, Da Silveira DX (1999). Therapeutic use of cannabis by crack addicts in Brazil. J Psychoactive Drugs 31: 451–455.

Lachenmeier, D. W. and J. Rehm (2015). "Comparative risk assessment of alcohol, tobacco, *Cannabis* and other illicit drugs using the margin of exposure approach." Scientific reports 5.

Lad V (1990). Ayurveda: the Science of Self-Healing: A Practical Guide. Lotus Light Publications: Milwaukee, WI.

Lægemiddelstyrelsen (2019). " Medicinal *Cannabis* pilot programme". https://laege-middelstyrelsen.dk/en/special/medicinal-*Cannabis*/citizens/medicinal-*Cannabis*-pilot-programme/# .

Lange, K., Schmid, A., Julsing, K.M., (2015). Enrichment and identification of 9-tetrahydro-cannabinolicacid synthase from Pichia pastoris culture supernatants. Data Brief 4, 641–649.

Langenheim JH (1994). Higher plant terpenoids: a phytocentric overview of their ecological roles. J Chem Ecol 20: 1223–1279.

Lapczynski A, Bhatia SP, Letizia CS, Api AM (2008). Fragrance material review on nerolidol (isomer unspecified). Food Chem Toxicol 46 (Suppl. 11): S247–S250.

Laprairie RB, Bagher AM, Kelly MEM, Denovan-Wright EM. (2015). Cannabidiol is a negative allosteric modulator of the cannabinoid CB 1 receptor. Br J Pharmacol. 172:4790–805.

Lastres-Becker I, Cebeira M, de Ceballos ML, Fernández-Ruiz JJ (2001). Increased cannabinoid CB1 receptor binding and activation of GTP-binding proteins in the basal ganglia of patients with Parkinson's syndrome and of MPTP-treated marmosets. Eur J Neurosci. 2001 Dec; 14(11):1827-32.

Lastres-Becker, I., Molina-Holgado, F., Ramos, J. A., Mechoulam, R., & Fernandez-Ruiz, J. (2005). Cannabinoids provide neuroprotection against 6-hydroxydopamine toxic- ity in vivo and in vitro: relevance to Parkinson's disease. Neurobiol Dis 19, 96–107.

Laun AS, Shrader SH, Brown KJ, Song ZH. GPR3. GPR6, and GPR12 as novel molecular targets: their biological functions and interaction with cannabidiol. Acta Pharmacol Sin. 2019;40:300–8.

Lawless J (1995). The Illustrated Encyclopedia of Essential Oils : the Complete Guide to the Use of Oils in Aromatherapy and Herbalism. Element: Shaftesbury, Dorset, [England]; Rockport, MA.

Layton, C., & Aubin, A. (2018). Method validation for assay determination of cannabidiol isolates. Journal of Liquid Chromatography & Related Technologies, 41(3), 114-121

Ledgerwood, C. J., Greenwood, S. M., Brett, R. R., Pratt, J. A., & Bushell, T. J. (2011). Cannabidiol inhibits synaptic transmission in rat hippocampal cultures and slices via multiple receptor pathways. Br J Pharmacol 162, 286–294.

Lee JLC, Bertoglio LJ, Guimarães FS, Stevenson CW.(2017). Cannabidiol regulation of emotion and emotional memory processing: relevance for treating anxiety-related and substance abuse disorders. Br J Pharmacol. 174:3242–56.

Leonard E, Ajikumar PK, Thayer K, Xiao W-H, Mo JD, *et al.* (2010) Combining metabolic and protein engineering of a terpenoid biosynthetic pathway for overproduction and selectivity control. Proceedings of the National Academy of Sciences 107: 13654- 13659.

Leonti M, Casu L, Raduner S, Cottiglia F, Floris C, Altmann K-H et al. (2010). Falcarinol is a covalent cannabinoid CB1 receptor antago- nist and induces pro-allergic effects in skin. Biochem Pharmacol doi: 10.1016/j.bcp.2010.02.015.

Leson G, Pless P. (2002). Hemp seed and hemp oil. In: Grotenhermen F, Russo E, eds. *Cannabis* and cannabinoids. New York: The Haworth Integrative Healing Press. Chapter 38. p. 411-25.

Li HL, Lin H. (1974). An archaeological and historical account of *Cannabis* in China. Econ Bot. 1974;28(4):437-47

Li, H. L., & Lin, H. (1974). An archaeological and historical account of cannabis in China. Econ Bot 28(4), 437–447.

Libro, R., Diomede, F., Scionti, D., Piattelli, A., . . . Trubiani, O. (2017). Cannabidiol Modulates the Expression of Alzheimer's Disease-Related Genes in Mesenchymal Stem Cells. International Journal of Molecular Sciences, 18(1), 26.

Ligresti A, Moriello AS, Starowicz K, Matias I, Pisanti S, De Petrocellis L et al. (2006). Antitumor activity of plant cannabinoids with emphasis on the effect of cannabidiol on human breast carcinoma. J Pharmacol Exp Ther 318: 1375–1387.

Lin WY, Kuo YH, Chang YL, Teng CM, Wang EC, Ishikawa T et al. (2003). Anti-platelet aggregation and chemical constituents from the rhizome of Gynura japonica. Planta Med 69: 757–764.

Linnaeus C. (1753). Species plantarum;1.

Lis-Balchin M (2010). Aromatherapy with essential oils. In: Baser KHC, Buchbauer G (eds). Handbook of Essential Oils: Science, Technology, and Applications. CRC Press: Boca Raton, FL, pp. 549–584.

Littrel JL (2012).Taking the perspective that a depressive state reflects inflammation: implications for the use of antidepressants. Front Psychol 2012; 3: 297.

Liu AR, Chen SC, Lin XM, Wu SY, Xu T, Cai FM, Raesh J (2010). Endophytic Pestalotiopsis species spp. associated with plants of Palmae, Rhizophoraceae, Planchonellae and Podocarpaceae in Hainan, China. Afr. J. Microbiol. Res. 4:2661-2669.

Liu QR, Huang NS, Qu H, O'Connell JF, Gonzalez-Mariscal I, Santa-Cruz-Calvo S, et al. Identification of novel mouse and rat CB1R isoforms and in silico modeling of human CB1R for peripheral cannabinoid therapeutics. Acta Pharmacol Sin. 2019;40:387–97.

Lopes NP, Kato MJ, Andrade EH, Maia JG, Yoshida M, Planchart AR et al. (1999). Antimalarial use of volatile oil from leaves of Virola surinamensis (Rol.) Warb. by Waiapi Amazon Indians. J Ethnopharmacol 67: 313–319.

Lorenzetti BB, Souza GE, Sarti SJ, Santos Filho D, Ferreira SH (1991). Myrcene mimics the peripheral analgesic activity of lemongrass tea. J Ethnopharmacol 34: 43–48.

Lotan, I., Treves, T., Roditi, Y., & Djaldetti, R. (2014). Cannabis (Medical Marijuana) Treatment for Motor and Non-Motor Symptoms of Parkinson Disease: An Open-Label Observational Study. Clinical Neuropharmacology, 37(2), 41-44.

Lowin A, Knapp M, McCrone P. (2001). Alzheimer's disease in the UK: comparative evidence on cost of illness and volume of health services research funding. International Journal of Geriatric Psychiatry 2001;16:1143–8.

Lozano I (1993). Estudios Y Documentos Sobre La Historia Del Cáñamo Y Del Hachís En El Islam Medievaldoctoral Dissertation. Universidad de Granada: Granada.

Lu D, Immadi SS, Wu Z, Kendall DA. Translational potential of allosteric modulators targeting the cannabinoid CB1 receptor. Acta Pharmacol Sin. 2019;40:324–35

Lu, Lanting, et al. (2012). "Cost effectiveness of oromucosal Cannabis-based medicine (Sativex®) for spasticity in multiple sclerosis." Pharmacoeconomi Cs 30.12: 1157-1171.

Ludlow FH (1857). The Hasheesh Eater: Being Passages Form the Life of A Pythagorean. Harper: New York.

Luisa M Vera, Carolina Bello, Juan F Paredes et al. (2018). Ethanol toxicity differs depending on the time of day. PLoS ONE, 13(1), E0190406.

Lull, M. E., & Block, M. L. (2010). Microglial activation and chronic neurodegeneration. Neurotherapeutics 7, 354–365.

Lundeen, C.V. (1974). "Methods" Enzymol. 31.74 553

Luo, Xiaozhou, Keasling, et al. (2019). "Complete Biosynthesis of Cannabinoids and Their Unnatural Analogues in Yeast." Nature, vol. 567, no. 7746, pp. 123–126.

Ma, Y. L., Weston, S. E., Whalley, B. J. & Stephens, G. J. (2008). The phytocannabinoid Delta(9)- tetrahydrocannabivarin modulates inhibitory neurotransmission in the cerebellum. Br J Pharmacol.

Macari DM, Gbadamosi B, Jaiyesimi I, Gaikazian S. Medical Cannabis in Cancer Patients: A Survey of a Community Hematology Oncology Population [published online ahead of print, 2020 Jun 2]. Am J Clin Oncol. 2020;10.1097/COC.0000000000000718. doi:10.1097/COC.0000000000000718

Maejima, T., T. Ohno-Shosaku and M. Kano (2001). "Endogenous cannabinoid as a retrograde messenger from depolarized postsynaptic neurons to presynaptic terminals." Neuroscience research 40(3): 205-210.

Maejima, T., T. Ohno-Shosaku and M. Kano (2001). "Endogenous cannabinoid as a retrograde messenger from depolarized postsynaptic neurons to presynaptic terminals." Neuroscience research 40(3): 205-210.

Magen I, Avraham Y, Ackerman Z, Vorobiev L, Mechoulam R, Berry EM (2009). Cannabidiol ameliorates cognitive and motor impairments in mice with bile duct ligation. J Hepatol 51: 528–534.

Magen, I., Avraham, Y., Ackerman, Z., Vorobiev, L., Mechoulam, R., & Berry, E. M. (2009). Cannabidiol ameliorates cognitive and motor impairments in mice with bile duct ligation. J Hepatol 51, 528–534.

Magen, I., Avraham, Y., Ackerman, Z., Vorobiev, L., Mechoulam, R., & Berry, E. M. (2010). Cannabidiol ameliorates cognitive and motor impairments in bile-duct ligated mice via 5-HT1A receptor activation. Br J Pharmacol 159, 950–957.

Mailleux P, Vanderhaeghen JJ (1993). Dopaminergic regulation of cannabinoid receptor mRNA levels in the rat caudate-putamen: an in situ hybridization study. J Neurochem. 1993 Nov; 61(5):1705-12.

Mainka, T., Stork, J., Hidding, U., & Buhmann, C. (2018). Cannabis bei Parkinson – Hype oder Heilmittel? 86(02), 106-116.

Malfait AM, Gallily R, Sumariwalla PF, Malik AS, Andreakos E, Mechoulam R *et al*. (2000). The nonpsychoactive cannabis constituent cannabidiol is an oral anti-arthritic therapeutic in murine collagen-induced arthritis. Proc Natl Acad Sci USA 97: 9561–9566.

Malingre T, Hendriks H, Batterman S, Bos R, Visser J (1975). The essential oil of Cannabis sativa. Planta Med 28: 56–61.

Malomo, S. A., R. He and R. E. Aluko (2014). "Structural and functional properties of hemp seed protein products." Journal of food science 79(8): C1512-C1521.

Maor Y, Gallily R, Mechoulam R (2006). The relevance of the steric factor in the biological activity of CBD derivaties-a tool in identifying novel molecular target for cannabinoids. In: *Symposium on the Cannabinoids*. International Cannabinoid Research Society: Tihany, Hungary, p. 1.

Marsicano G, Wotjak CT, Azad SC, Bisogno T, Rammes G, Cascio MG *et al*. (2002). The endogenous cannabinoid system controls extinction of aversive memories. Nature 418: 530–534.

Martin-Moreno, A. M., Reigada, D., Ramirez, B. G., Mechoulam, R, et al., (2011). Cannabidiol and other cannabinoids reduce microglial activation in vitro and in vivo: relevance to Alzheimers' disease. Mol Pharmacol 79, 964–973.

Matura M, Skold M, Borje A, Andersen KE, Bruze M, Frosch P *et al*. (2005). Selected oxidized fragrance terpenes are common contact allergens. Contact Dermatitis 52: 320–328.

McGinty D, Letizia CS, Api AM (2010). Fragrance material review on phytol. Food Chem Toxicol 48 (Suppl. 3): S59–S63.

McGovern PE, Mirzoian A, Hall GR (2009). Ancient Egyptian herbal wines. Proc Natl Acad Sci USA 106: 7361–7366.

McHugh D, Hu SS, Rimmerman N, Juknat A, Vogel Z, Walker JM *et al*. (2010). N-arachidonoyl glycine, an abundant endogenous lipid, potently drives directed cellular migration through GPR18, the putative abnormal cannabidiol receptor. BMC Neurosci 11: 44.

McPartland J (1984). Pathogenicity of *Phomopsis ganjae* on *Cannabis sativa* and the fungistatic effect of cannabinoids produced by the host. Mycopathologia 87: 149–153.

McPartland JM, Blanchon DJ, Musty RE (2008). Cannabimimetic effects modulated by cholinergic compounds. Addict Biol 13: 411–415.

McPartland JM, Clarke RC, Watson DP (2000). Hemp Diseases and Pests: Management and Biological Control. CABI: Wallingford.

McPartland JM, Mediavilla V (2001a). Non-cannabinoids in cannabis. In: Grotenhermen F, Russo EB (eds). Cannabis and Cannabinoids. NY: Haworth Press: Binghamton, NY, pp. 401–409.

McPartland JM, Pruitt PL (1999). Side effects of pharmaceuticals not elicited by comparable herbal medicines: the case of tetrahydrocannabinol and marijuana. Altern Ther Health Med 5: 57–62.

McPartland JM, Russo EB (2001b). Cannabis and cannabis extracts: greater than the sum of their parts? J Cannabis Therap 1: 103–132.

McPartland, J. M. and E. B. Russo (2001). "*Cannabis* and *Cannabis* extracts: greater than the sum of their parts?" Journal of *Cannabis* Therapeuti *Cs* 1(3-4): 103-132.

McPartland, J. M. and E. B. Russo (2001). "Cannabis and cannabis extracts: greater than the sum of their parts?" Journal of Cannabis Therapeutics 1(3-4): 103-132.

Mechoulam R (1986). The pharmacohistory of *Cannabis sativa*. In: Mechoulam R (ed.). Cannabinoids As Therapeutic Agents. CRC Press: Boca Raton, FL, pp. 1–19.

Mechoulam R (2005). Plant cannabinoids: a neglected pharmacological treasure trove. Br J Pharmacol 146: 913–915.

Mechoulam R, Ben-Shabat S (1999). From gan-zi-gun-nu to anandamide and 2-arachidonoylglycerol: the ongoing story of cannabis. Nat Prod Rep 16: 131–143.

Mechoulam R, Ben-Shabat S, Hanus L, Ligumsky M, Kaminski NE, Schatz AR *et al.* (1995). Identification of an endogenous 2-monoglyceride, present in canine gut, that binds to cannabinoid receptors. Biochem Pharmacol 50: 83–90.

Mechoulam R, Peters M, Murillo-Rodriguez E, Hanus LO (2007). Cannabidiol – recent advances. Chem Biodivers 4: 1678–1692.

Mechoulam R, Shvo Y (1963). Hashish-I. The structure of cannabidiol. Tetrahedron 19: 2073–2078.

Mechoulam, R., Shani, A., Edery, H., & Grunfeld, Y. (1970). Chemical basis of hashish activity. Science 169, 611–612.

Mediavilla V, Steinemann S (1997). Essential oil of *Cannabis sativa* L. strains. J Intl Hemp Assoc 4: 82–84.

Mehmedic Z, Chandra S, Slade D, Denham H, Foster S, Patel AS *et al.* (2010). Potency trends of delta(9)-THC and other cannabinoids in confiscated cannabis preparations from 1993 to 2008. J Forensic Sci 55: 1209–1217.

Mehmedic, S. Chandra, D. Slade, H. Denham, S. *et al.* (2010). Potency trends of Δ9-THC and other cannabinoids in confiscated *Cannabis* preparations from 1993 to 2008. J. Forensic Sci., 55 (2010), pp. 1209-1217

Mello NK, Mendelson JH (1978). Marihuana, alcohol, and polydrug use: human self-administration studies. NIDA Res Monogr 20: 93–127.

Merzouki A, Mesa JM (2002). Concerning kif, a Cannabis sativa L. preparation smoked in the Rif mountains of northern Morocco. J Ethnopharmacol 81: 403–406.

Mikos, Robert A. (2017). "Marijuana Law, Policy, and Authority." Aspen/Wolter Kluwer

Mikuriya TH. (1969). Marijuana in medicine: past, present and future. Calif Med. 1969;110(1):34-40.

Mishima K, Hayakawa K, Abe K, Ikeda T, Egashira N, Iwasaki K *et al.* (2005). Cannabidiol prevents cerebral infarction via a serotonergic 5-hydroxytryptamine1A receptor-dependent mechanism. Stroke 36: 1077–1082.

Miyazawa M, Yamafuji C (2005). Inhibition of acetylcholinesterase activity by bicyclic monoterpenoids. J Agric Food Chem 53: 1765–1768.

Monti D, Chetoni P, Burgalassi S, Najarro M, Saettone MF, Boldrini E (2002). Effect of different terpene-containing essential oils on permeation of estradiol through hairless mouse skin. Int J Pharm 237: 209–214.

Moreira, F. A., Aguiar, D. C., & Guimaraes, F. S. (2006). Anxiolytic-like effect of cannabidiol in the rat Vogel conflict test. Prog Neuropsychopharmacol Biol Psychiatry 30, 1466–1471.

Morgan CJ, Curran HV (2008). Effects of cannabidiol on schizophrenia-like symptoms in people who use cannabis. Br J Psychiatry 192: 306–307.

Morgan CJ, Freeman TP, Schafer GL, Curran HV (2010a). Cannabidiol attenuates the appetitive effects of Delta 9-tetrahydrocannabinol in humans smoking their chosen cannabis. Neuropsychopharmacology 35: 1879–1885.

Morgan CJ, Schafer G, Freeman TP, Curran HV (2010b). Impact of cannabidiol on the acute memory and psychotomimetic effects of smoked cannabis: naturalistic study. Br J Psychiatry 197: 285–290.

Morimoto S, Komatsu K, Taura F et al. (1998). Purification and characterization of cannabichromenic acid synthase from Cannabis sativa. Phytochemistry 1998;49:1525–9.

Morimoto S, Tanaka Y, Sasaki K, Tanaka H, Fukamizu T, Shoyama Y et al. (2007). Identification and characterization of cannabinoids that induce cell death through mitochondrial permeability transition in Cannabis leaf cells. J Biol Chem 282: 20739–20751.

Morse K, Mamane D (2001). The Scent of Orange Blossoms :

Mukerji G, Yiangou Y, Corcoran SL, Selmer IS, Smith GD, Benham CD et al. (2006). Cool and menthol receptor TRPM8 in human urinary bladder disorders and clinical correlations. BMC Urol 6: 6.

Mukherjee PK, Kumar V, Mal M, Houghton PJ (2007). In vitro acetylcholinesterase inhibitory activity of the essential oil from Acorus calamus and its main constituents. Planta Med 73: 283–285.

Murillo-Rodriguez E, Millan-Aldaco D, Palomero-Rivero M, Mechoulam R, Drucker-Colin R (2006). Cannabidiol, a constituent of Cannabis sativa, modulates sleep in rats. FEBS Lett 580: 4337–4345.

Musty R, Deyo R (2006). A cannabigerol extract alters behavioral despair in an animal model of depression. Proceedings June 26; Symposium on the Cannabinoids. International Cannabinoid Research Society: Tihany, p. 32.

Musty RE, Karniol IG, Shirikawa I, Takahashi RN, Knobel E (1976). Interactions of delta-9-tetrahydrocannabinol and cannabinol in man. In: Braude MC, Szara S (eds). The Pharmacology of Marihuana, Vol. 2. Raven Press: New York, pp. 559–563.

Nadler V, Mechoulam R, Sokolovsky M (1993). The non-psychotropic cannabinoid (+)-(3S,4S)-7-hydroxy-delta 6- tetrahydrocannabinol 1,1-dimethylheptyl (HU-211) attenuates N-methyl-D-aspartate receptor-mediated neurotoxicity in primary cultures of rat forebrain. Neurosci Lett. 1993 Nov 12; 162(1-2):43-5.

Nahtigal, Blake, Hand, Florentinus-Mefailoski, Hashemi, Friedberg, (2016). The pharmacological properties of Cannabis. Cannabis: Medical Aspects. 9. 481-491.

Naqvi NH, Bechara A (2009). The hidden island of addiction: the insula. Trends Neurosci 32: 56–67.

Naqvi NH, Bechara A (2010). The insula and drug addiction: an interoceptive view of pleasure, urges, and decision-making. Brain Struct Funct 214: 435–450.

Naqvi NH, Rudrauf D, Damasio H, Bechara A (2007). Damage to the insula disrupts addiction to cigarette smoking. Science 315: 531–534.

293

National Academies Press, (2017). National Academies of Sciences, Engineering, Medicine, and Health Medicine Division. "The Health Effects of *Cannabis* and Cannabinoids: The Current State of Evidence and Recommendations for Research".

Neff GW, O'Brien CB, Reddy KR, Bergasa NV, Regev A, Molina E *et al.* (2002). Preliminary observation with dronabinol in patients with intractable pruritus secondary to cholestatic liver disease. Am J Gastroenterol 97: 2117–2119.

Nerio LS, Olivero-Verbel J, Stashenko E (2010). Repellent activity of essential oils: a review. Bioresour Technol 101: 372–378.

Newman DJ, Cragg GM. (2012). Natural Products As Sources of New Drugs over the 30 Years from 1981 to 2010. J Nat Prod;75:311–35.

Ni R, Mu L, Ametamey S. Positron emission tomography of type 2 cannabinoid receptors for detecting inflammation in the central nervous system. Acta Pharmacol Sin. 2019;40:351–7.

Nicholson AN, Turner C, Stone BM, Robson PJ (2004). Effect of delta-9-tetrahydrocannabinol and cannabidiol on nocturnal sleep and early-morning behavior in young adults. J Clin Psychopharmacol 24: 305–313.

Niesink R., Rigter S., Koeter M.W., and Brunt T.M. (2015). Potency trends of Delta9-tetrahydrocannabinol, cannabidiol and cannabinol in *Cannabis* in the Netherlands: 2005–15. Addiction 2015; 110: pp. 1941-1950

Nissen L, Zatta A, Stefanini I, Grandi S, Sgorbati B, Biavati B *et al.* (2010). Characterization and antimicrobial activity of essential oils of industrial hemp varieties (Cannabis sativa L.). Fitoterapia 81: 413–419.

Noma Y, Asakawa Y (2010). Biotransformation of monoterpenoids by microorganisms, insects, and mammals. In: Baser KHC, Buchbauer G (eds). Handbook of Essential Oils: Science, Technology, and Applications. CRC Press: Boca Raton, FL,

Notcutt, W., Price, M., & Chapman, G. (1997). Clinical experience with nabilone for chronic pain. Pharm Sci 3, 551–555.

Nunes DS, Linck VM, da Silva AL, Figueiro M, Elisabetsky E (2010). Psychopharmacology of essential oils. In: Baser KHC, Buchbauer G (eds). Handbook of Essential Oils: Science, Technology, and Applications. CRC Press: Boca Raton, FL, pp. 297–314.

Nutt, David J., Leslie A. King, and David E. Nichols. (2013). "Effects of Schedule I drug laws on neuroscience research and treatment innovation." Nature Reviews Neuroscience 14.8: 577-585.

O'Shaughnessy WB (1843). Indian hemp. Prov Med J Retrosp Med Sci 5: 397–398.

Obata Y, Ishikawa Y (1966). Constituents of hemp plant (*Cannabis* sativa). III. Isolation of a Gibbs-positive compound from Japanese hemp. Agric Biol Chem 30:619

Oh DY, Yoon JM, Moon MJ, Hwang JI, Choe H, Lee JY *et al.* (2008). Identification of farnesyl pyrophosphate and N-arachidonylglycine as endogenous ligands for GPR92. J Biol Chem 283: 21054–21064.

Opdyke DLJ (1983). Caryophyllene oxide. Food Chem Toxicol 21: 661–662.

Oroskar, Anil Rajaram, House, David W, Edirisinghe, Praneeth Dayanthe, (2019). Process for purification and separation of cannabinoids, from dried hemp and *Cannabis* leaves. US Patent. US10189762 (B1) — 2019-01-29

Oz, M. (2006). Receptor-independent actions of cannabinoids on cell membranes: focus on endocannabinoids. Pharmacol Ther 111, 114–144.

Ozek G, Demirci F, Ozek T, Tabanca N, Wedge DE, Khan SI et al. (2010). Gas chromatographic-mass spectrometric analysis of volatiles obtained by four different techniques from Salvia rosifolia Sm., and evaluation for biological activity. J Chromatog 1217: 741–748.

Ozturk A, Ozbek H (2005). The anti-inflammatory activity of Eugenia caryophyllata essential oil: an animal model of anti-inflammatory activity. Eur J Gen Med 2: 159–163.

Pacher P, Batkai S, Kunos G (2006). The endocannabinoid system as an emerging target of pharmacotherapy. Pharmacol Rev 58: 389–462.

Pacher P, Bátkai S, Kunos G (2013). Cardiovascular pharmacology of cannabinoids. Handb Exp Pharmacol. 20013; (168):599-625.

Pacher, P. and G. Kunos (2013). "Modulating the endocannabinoid system in human health and disease–successes and failures." FEBS Journal 280(9): 1918- 1943.

Paddon CJ, Westfall PJ, Pitera DJ et al. (2013). High-level semi-synthetic production of the potent antimalarial artemisinin. Nature 2013;496:528–32.

Page JE, & Boubakir Z, (2014). AROMATIC PRENYLTRANSFERASE FROM CANNABIS. US20120144523A1

Page, J., Stout, J., (2015). Cannabichromenic Acid Synthase from Cannabis Sativa. WO2015196275.

Paris M, Nahas GG. (1984). Botany: the unstabilizad species. In: Nahas GG, editor. Marihuana in science and medicine. New York: Raven Press; 1984. p. 3-36.

Parker LA, Burton P, Sorge RE, Yakiwchuk C, Mechoulam R (2004). Effect of low doses of Delta(9)-tetrahydrocannabinol and cannabidiol on the extinction of cocaine-induced and amphetamine-induced conditioned place preference learning in rats. Psychopharmacol (Berl) 175: 360–366.

Parker LA, Mechoulam R, Schlievert C (2002). Cannabidiol, a non-psychoactive component of cannabis and its synthetic dimethylheptyl homolog suppress nausea in an experimental model with rats. Neuroreport 13: 567–570.

Parolaro D, Massi P (2008). Cannabinoids as potential new therapy for the treatment of gliomas. Expert Rev Neurother 8: 37–49.

Parolaro, D., Realini, N., Vigano, D., Guidali, C., & Rubino, T. (2010). The endocannabi- noid system and psychiatric disorders. Exp Neurol 224, 3–14.

Parolaro, Daniela, et al. (2010) "The endocannabinoid system and psychiatric disorders." Experimental neurology 224.1: 3-14.

Pauli A, Schilcher H (2010). In vitro antimicrobial activities of essential oils monographed in the European Pharmacopoeia 6th Edition. In: Baser KHC, Buchbauer G (eds). Handbook of Essential Oils: Science, Technology, and Applications. CRC Press: Boca Raton, FL, pp. 353–548.

Peana AT, Rubattu P, Piga GG, Fumagalli S, Boatto G, Pippia P et al. (2006). Involvement of adenosine A1 and A2A receptors in (-)-linalool-induced antinociception. Life Sci 78: 2471–2474.

Perchuk A, Bierbower SM, Canseco-Alba A, Mora Z, Tyrell L, Joshi N, et al. Developmental and behavioral effects in neonatal and adult mice following prenatal activation of endo-cannabinoid receptors by capsaicin. Acta Pharmacol Sin. 2019;40:418–24.

Perry NS, Houghton PJ, Theobald A, Jenner P, Perry EK (2000). In-vitro inhibition of human erythrocyte acetylcholinesterase by salvia lavandulaefolia essential oil and constituent terpenes.
J Pharm Pharmacol 52: 895–902.

Pertwee RG (2004). The pharmacology and therapeutic potential of cannabidiol. In: DiMarzo V (ed.). Cannabinoids. Kluwer Academic Publishers: Dordrecht, pp. 32–83.

Pertwee RG (2008). The diverse CB1 and CB2 receptor pharmacology of three plant canna-binoids: delta9-tetrahydrocannabinol, cannabidiol and delta9-tetrahydrocannabivarin. Br J Pharmacol 153: 199–215.

Pertwee RG, Howlett AC, Abood ME, Alexander SPH, Di Marzo V, et al. (2010). International Union of Basic and Clinical Pharmacology. LXXIX. Cannabinoid receptors and their ligands: beyond CB1 and CB2. Pharmacol. Rev. 62:588–631

Pertwee RG, Thomas A, Stevenson LA, Ross RA, Varvel SA, Lichtman AH, Martin BR, Raz-dan RK (2007). The psychoactive plant cannabinoid, Delta9-tetrahydrocannabinol, is antagonized by Delta8- and Delta9-tetrahydrocannabivarin in mice in vivo. Br J Pharma-col 150: 586–594.

Pertwee, R. G. (2007). GPR55: a new member of the cannabinoid receptor clan? Br J Phar-macol 152, 984-986.

Pertwee, R. G. (2008). The diverse CB1 and CB2 receptor pharmacology of three plant can-nabinoids: delta9-tetrahydrocannabinol, cannabidiol and delta9- tetrahydrocannabivarin. Br J Pharmacol 153, 199–215.

Pertwee, R. G. (2015). Endocannabinoids and their pharmacological actions. Endocanna-binoids, Springer: 1-37.

Pertwee, R. G., Howlett, A. C., Abood, M. E., Alexander, S. P., Di Marzo, V., Elphick, M. R., et al. (2010). International Union of Basic and Clinical Pharmacology. LXXIX. Canna-binoid receptors and their ligands: beyond CB and CB. Pharmacol Rev 62, 588–631.

Pertwee, R. G., Ross, R. A., Craib, S. J., & Thomas, A. (2002). (−)-Cannabidiol antagonizes cannabinoid receptor agonists and noradrenaline in the mouse vas deferens. Eur J Pharmacol 456, 99–106.

Petri, G. (1988). Cannabis sativa: In Vitro Production of Cannabinoids in Biotechnology in Agriculture and Forestry, Vol. 4, Medicinal and Aromatic Plants I, Springer-Verlag, Ber-lin, Heidelberg, pp. 333-349.

Petrzilka T, Haefliger W, Sikemeier C (1969). Synthesis of hashish components. IV. Helv Chim Acta 52:1102

Philipsen, Nayna, et al. (2014). "Medical marijuana: a primer on ethics , evidence, and poli-tics ." The Journal for Nurse Practitioners 10.9: 633-640.

Pichersky E, Lewinsohn E (2011). Convergent evolution in plant specialized metabolism. Annu Rev Plant Bioi 62: 549-566.

Pijlman, F. T., rigter, S. M., Hoek, J., goldschmidt, H. M., & Niesink, r. J. (2005). Strong in-crease in total delta-THC in Cannabis preparations sold in Dutch coffee shops. Addic-tion Biology, 10(2), 171–180.

Pisani A, Fezza F, Galati S, Battista N, et at., (2005). High endogenous cannabinoid levels in the cerebrospinal fluid of untreated Parkinson's disease patients. Ann Neurol. May; 57(5):777-9.

Pistovcakova, J., Sulcova, A., & Leonard, B. (2006). Comparison of the effects of cannabidiol in two mouse models of depression. Collegium Internationale Neuro -Psychopharmacologicum - Book of Abstracts. Tallinn, Estonia: CINP (pp. 56).

Plasse, Terry F., *et al.* (1991). "Recent clinical experience with dronabinol." Pharmacology Biochemistry and Behavior 40.3: 695-700.

Pliny (1980). Natural History, Books XXIV-XXVII., Vol. 7. Harvard University Press: Cambridge, MA.

Pollastro F, Taglialatela-Scafati O, Allar a M, *et al.* (2011). Bioactive prenylogous cannabinoid from fiber hemp (*Cannabis* sativa). J Nat Prod 74:2019

Potter D (2004). Growth and morphology of medicinal cannabis. In: Guy GW, Whittle BA, Robson P (eds). Medicinal Uses of Cannabis and Cannabinoids. Pharmaceutical Press: London, pp. 17–54.

Potter D (2009). The propagation, characterisation and optimisation of *Cannabis* sativa L. as a phytopharmaceutical. PhD thesis, King's College London, pp 17–18

Potter DJ (2009). The propagation, characterisation and optimisation of *Cannabis sativa* L. as a phytopharmaceutical. PhD, King's College, London, 2009.

Potter DJ, Clark P, Brown MB (2008). Potency of delta 9-THC and other cannabinoids in cannabis in England in 2005: implications for psychoactivity and pharmacology. J Forensic Sci 53: 90–94.

pp. 585–736.

Preedy, V. (2017). Handbook of *Cannabis* and related pathologies, biology, pharmacology, diagnosis, and treatment. London, United Kingdom: Academic Press is an imprint of Elsevier.

Pultrini Ade M, Galindo LA, Costa M (2006). Effects of the essential oil from Citrus aurantium L. in experimental anxiety models in mice. Life Sci 78: 1720–1725.

Qin N, Neeper MP, Liu Y, Hutchinson TL, Lubin ML, Flores CM (2008). TRPV2 is activated by cannabidiol and mediates CGRP release in cultured rat dorsal root ganglion neurons. J Neurosci 28: 6231–6238.

Qin, N., Neeper, M. P., Liu, Y., Hutchinson, T. L., Lubin, M. L., & Flores, C. M. (2008). TRPV2 is activated by cannabidiol and mediates CGRP release in cultured rat dorsal root ganglion neurons. J Neurosci 28, 6231–6238.

Raber J.C., Elzinga S., and Kaplan C. (2015). Understanding dabs: contamination concerns of *Cannabis* concentrates and cannabinoid transfer during the act of dabbing. J. Toxicol. Sci. 40: pp. 797-803

Radwan, M. M., Wanas, A. S., Chandra, S. A., & ElSohly, M. (2017). Natural cannabinoids of *Cannabis* and methods of analysis. In *Cannabis* sativa L. - Botany and Biotechnology (pp. 161-182). Springer International Publishing.

Rahn EJ, Hohmann AG (2009). Cannabinoids as pharmacotherapies for neuropathic pain: from the bench to the bedside. Neurotherapeutics 6: 713–737.

Raman A, Weir U, Bloomfield SF (1995). Antimicrobial effects of tea-tree oil and its major components on Staphylococcus aureus, Staph. epidermidis and Propionibacterium acnes. Lett Appl Microbiol 21: 242–245.

Raman A. The *Cannabis* plant: botany, cultivation and processing for use. In: Brown DT (ed). *Cannabis*: The Genus *Cannabis*. Amesterdam: Harwood Academic Publishers, 1998, 29–54.

Ramirez, B. G., Blazquez, C., Gomez Del Pulgar, T., Guzman, M., & De Ceballos, M. L. (2005). Prevention of Alzheimer's disease pathology by cannabinoids: neuropro- tection mediated by blockade of microglial activation. J Neurosci 25, 1904–1913.

Rao VS, Menezes AM, Viana GS (1990). Effect of myrcene on nociception in mice. J Pharm Pharmacol 42: 877–878.

Razdan RK, Dalzell HC, Herlihy P, Howes JF (1976) Hashish. Unsaturated side-chain analogues of Δ8-tetrahydrocannabinol with potent biological activity. J Med Chem 19:1328

Re L, Barocci S, Sonnino S, Mencarelli A, Vivani C, Paolucci G *et al.* (2000). Linalool modifies the nicotinic receptor-ion channel kinetics at the mouse neuromuscular junction. Pharmacol Res 42: 177–182.

Regelson, W., & Butler, J. R. (1976). Δ9-THC as an effective antidepressant and appetite stimulating agent in advanced cancer patients. In M. C. Braude, & S. Szara (Eds.), The Pharmacology of Marihuana (pp. 763–776). New York, NY: Raven Press.

Reilly, D., Didcott, P., Swift, W., & Hall, W. (1998). Long-term cannabis use: character- istics of users in an Australian rural area. Addiction 93, 837–846.

Ren Y, Whittard J, Higuera-Matas A, Morris CV, Hurd YL (2009). Cannabidiol, a nonpsychotropic component of cannabis, inhibits cue-induced heroin seeking and normalizes discrete mesolimbic neuronal disturbances. J Neurosci 29: 14764–14769.

Resstel LB, Tavares RF, Lisboa SF, Joca SR, Correa FM, Guimaraes FS (2009). 5-HT1A receptors are involved in the cannabidiol-induced attenuation of behavioural and cardiovascular responses to acute restraint stress in rats. Br J Pharmacol 156: 181–188.

Resstel, L. B., Joca, S. R., Moreira, F. A., Correa, F. M., & Guimaraes, F. S. (2006). Effects of cannabidiol and diazepam on behavioral and cardiovascular responses induced by contextual conditioned fear in rats. Behav Brain Res 172, 294–298.

Resstel, L. B., Tavares, R. F., Lisboa, S. F., Joca, S. R., Correa, F. M., & Guimaraes, F. S. (2009). 5-HT1A receptors are involved in the cannabidiol-induced attenuation of behavioural and cardiovascular responses to acute restraint stress in rats. Br J Phar- macol 156, 181–188.

Rhee MH, Vogel Z, Barg J, Bayewitch M, Levy R, Hanus L *et al.* (1997). Cannabinol derivatives: binding to cannabinoid receptors and inhibition of adenylylcyclase. J Med Chem 40: 3228–3233.

Riedel G, Fadda P, McKillop-Smith S, Pertwee RG, Platt B, Robinson L (2009). Synthetic and plant-derived cannabinoid receptor antagonists show hypophagic properties in fasted and non-fasted mice. Br J Pharmacol 156: 1154–1166.

Riley, H. and C. Werner (2012). "Marijuana, Gateway to Health: How *Cannabis* Protects Us From Cancer and Alzheimer's Disease." Global Advances in Health and Medicine 1(5): 80-80.

Robson, Philip. (2001). "Therapeutic aspects of *Cannabis* and cannabinoids." The British Journal of Psychiatry 178.2: 107-115.

Rochefort C, Gheusi G, Vincent JD, Lledo PM (2002). Enriched odor exposure increases the number of newborn neurons in the adult olfactory bulb and improves odor memory. J Neurosci 22: 2679–2689.

Rock EM, Limebeer CL, Mechoulam R, Parker LA (2009). Cannabidiol (the non-psychoactive component of cannabis) may act as a 5-HT1A auto-receptor agonist to reduce toxin-induced nausea and vomiting. Proceedings 19th Annual Symposium on the Cannabinoids. International Cannabinoid Research Society: St. Charles, IL, p. 29.

Rodrigues Goulart H, Kimura EA, Peres VJ, Couto AS, Aquino Duarte FA, Katzin AM (2004). Terpenes arrest parasite development and inhibit biosynthesis of isoprenoids in Plasmodium falciparum. Antimicrobial Agents Chemother 48: 2502–2509.

Rodríguez-Cueto, Hernández-Gálvez *et al.* (2016). Dysregulation of the endocannabinoid signaling system in the cerebellum and brainstem in a transgenic mouse model of spinocerebellar ataxia type-3. Neuroscience, Vol.339.

Rodriguez, A. *et al.* (2014). Engineering Escherichia coli to overproduce aromatic amino acids and derived compounds. Microb. Cell Fact. 13, 126.

Rom S, Persidsky Y. (2013). Cannabinoid receptor 2: potential role in immunomodulation and neuroinflammation. J. Neuroimmune Pharmacol. 8:608–20

Rom S, Persidsky Y. (2013). Cannabinoid receptor 2: potential role in immunomodulation and neuroinflammation. J. Neuroimmune Pharmacol. 8:608–20

Rose JE, Behm FM (1994). Inhalation of vapor from black pepper extract reduces smoking withdrawal symptoms. Drug Alcohol Depend 34: 225–229.

Ross SA, ElSohly MA (1995). Constituents of *Cannabis* sativa L. XXVIII. A review of the natural constituents: 1980–1994. Zagazig J Pharm Sci 4:1

Ross SA, ElSohly MA (1996). The volatile oil composition of fresh and air-dried buds of Cannabis sativa. J Nat Prod 59: 49–51.

Ross, H. R., Napier, I., & Connor, M. (2008). Inhibition of recombinant human T-type calcium channels by delta9-tetrahydrocannabinol and cannabidiol. J Biol Chem 283, 16124–16134.

Ross, R. A. (2009). The enigmatic pharmacology of GPR55. Trends Pharmacol Sci 30, 156–163.

Rothschild M, Bergstrom G, Wangberg S-A (2005). *Cannabis sativa:* volatile compounds from pollen and entire male and female plants of two variants, Northern Lights and Hawaian Indica. Bot J Linn Soc 147: 387–397.

Rubens, Muni. (2014). "Political and medical views on medical marijuana and its future." Social work in public health 29.2: 121-131.

Russo EB (2001). Handbook of Psychotropic Herbs: A Scientific Analysis of Herbal Remedies for Psychiatric Conditions. Haworth Press: Binghamton, NY.

Russo EB (2005). *Cannabis* in India: ancient lore and modern medicine. In: Cannabinoids as therapeuti *Cs* . Birkauser, Basel, p1

Russo EB (2006). The solution to the medicinal cannabis problem. In: Schatman ME (ed.). Ethical Issues in Chronic Pain Management. Taylor & Francis: Boca Raton, FL, pp. 165–194.

Russo EB (2007). History of *Cannabis* and its preparations in saga, science, and sobriquet. Chem Biodivers 4:1614

Russo EB (2007). History of cannabis and its preparations in saga, science and sobriquet. Chem Biodivers 4: 2624–2648.

Russo EB (2011). Taming THC: potential *Cannabis* synergy and phytocannabinoid-terpenoid entourage effects. Br. J. Pharmacol.163 1344–1364. 10.1111/j.1476-5381.2011.01238.x

Russo EB (2016). Current therapeutic *Cannabis* controversies and clinical trial design issues. Front Pharmacol, 7.

Russo EB, Burnett A, Hall B, Parker KK (2005). Agonistic properties of cannabidiol at 5-HT-1a receptors. Neurochem Res 30: 1037–1043.

Russo EB, Guy GW (2006). A tale of two cannabinoids: the therapeutic rationale for combining tetrahydrocannabinol and cannabidiol. Med Hypotheses 66: 234–246.

Russo EB, Guy GW, Robson PJ (2007). Cannabis, pain, and sleep: lessons from therapeutic clinical trials of Sativex, a cannabis-based medicine. Chem Biodivers 4: 1729–1743.

Russo EB, Jiang HE, Li X, Sutton A, Carboni A, del Bianco F *et al.* (2008). Phytochemical and genetic analyses of ancient cannabis from Central Asia. J Exp Bot 59: 4171–4182.

Russo EB, McPartland JM (2003). Cannabis is more than simply Delta(9)-tetrahydrocannabinol. Psychopharmacol (Berl) 165: 431–432.

Russo, E. B. (2005). Cannabis in India: Ancient lore and modern medicine. In R. Mechoulam (Ed.), Cannabinoids as therapeutics (pp. 1–22). Basel, Switzerland: Bir- khäuser Verlag.

Russo, E. B. (2011). Taming THC: potential cannabis synergy and phytocannabinoid- terpenoid entourage effects. Br J Pharmacol 163, 1344–1364.

Russo, E. B., Burnett, A., Hall, B., & Parker, K. K. (2005). Agonistic properties of cannabidiol at 5-HT1a receptors. Neurochem Res 30, 1037–1043.

Russo, Ethan B., and John M. McPartland (2003). "*Cannabis* is more than simply Δ 9-tetrahydrocannabinol." Psychopharmacology 165.4: 431-432.

Ryan D, Drysdale AJ, Pertwee RG, Platt B (2006). Differential effects of cannabis extracts and pure plant cannabinoids on hippocampal neurones and glia. Neurosci Lett 408: 236–241.

Rymanowski, A. D. M. (2014). "Cannabis–review of the issues related to determination of the total content of delta-9-tetrahydrocannabinol (Δ-9-THC) and delta 9-tetrahydrocannabinolic acid (Δ-9-THCA-A)." Problemy Kryminalistyki 285(3): 1-22.

Saban, A., Flisher, A. J., & Distiller, G. (2010). Association between psychopathology and substance use among school-going adolescents in Cape Town, South Africa. J Psychoactive Drugs 42, 467–476.

Sadock, B. J., Sadock, V. A., & Ruiz, P. (2009). Comprehensive Textbook of Psychiatry (Ninth edition.) Philadelphia: Wolters Kluwer.

Salvadeo P, Boggia R, Evangelisti F, Zunin P (2007). Analysis of the volatile fraction of 'Pesto Genovese' by headspace sorptive extraction (HSSE). Food Chem 105: 1228–1235.

Sanguinetti M, Posteraro B, Romano L, Battaglia F, Lopizzo T, De Carolis E *et al.* (2007). In vitro activity of Citrus bergamia (bergamot) oil against clinical isolates of dermatophytes. J Antimicrob Chemother 59: 305–308.

Santos, Neife Aparecida Guinaim ; Martins, Nádia Maria (2015). The neuroprotection of cannabidiol against MPP.sup. -induced toxicity in PC12 cells involves trkA receptors, up-regulation of axonal and synaptic proteins, neuritogenesis, and might be relevant to Parkinson's disease. Toxicology in Vitro, 30(1), pp.231–240.

Savonenko, A., Melnikova, T., Wang, Y., Ravert, H., Gao, Y., Koppel, J., . . . Horti, A. (2015). Cannabinoid CB2 Receptors in a Mouse Model of A[beta] Amyloidosis: Immunohistochemical Analysis and Suitability as a PET Biomarker of Neuroinflammation. PLoS ONE, 10(6), E0129618.

Scherma M, Masia P, Satta V, Fratta W, Fadda P, Tanda G. Brain activity of anandamide: a rewarding bliss? Acta Pharmacol Sin. 2019;40:309–23.

Schmidt E (2010). Production of essential oils. In: Baser KHC, Buchbauer G (eds). Handbook of Essential Oils: Science, Technology, and Applications. CRC Press: Boca Raton, FL, pp. 83–120.

Schramm-Sapyta, N., Cha, L., Chaudhry, Y., Wilson, M., Swartzwelder, S., & Kuhn, W. (2007). Differential anxiogenic, aversive, and locomotor effects of THC in adolescent and adult rats. Psychopharmacology, 191(4), 867-877.

Schreiber, S. G., Lenchinski, T. U., Meningher, I., Gabet, Y., Pick, C., . . . Rotenberg, M. (2018). Functional effects of synthetic cannabinoids versus Δ 9 -THC in mice on body temperature, nociceptive threshold, anxiety, cognition, locomotor/exploratory parameters and depression. Addiction Biology, .

Schultes R.E., Klein W.M., Plowman T. and Lockwood T.E. (1974). *Cannabis*: an example of taxonomic neglect. Harvard Univ. Bot. Mus. Leafl. 23: 337–367.

Scully C. (2007). *Cannabis*: adverse effects from an oromucosal spray. Brit Dent J. 203:E12–12.

Scutt A, Williamson EM (2007). Cannabinoids stimulate fibroblastic colony formation by bone marrow cells indirectly via CB2 receptors. Calcif Tissue Int 80: 50–59.

Sephardic Cuisine from Morocco. Ten Speed Press: Berkeley, CA.

Shani A, Mechoulam R (1974). Cannabielsoic acids. Isolation and synthesis by a novel oxidative cyclization. Tetrahedron 30:2437

Shoyama Y, Morimoto S, Nishioka I (1981). *Cannabis*. XIV. Two new propyl cannabinoids, cannabicyclovarin and Δ7-cis-iso-tetrahydrocannabivarin, from Thai *Cannabis*. Chem Pharm Bull 29:3720

Shoyama Y, Sugawa C, Tanaka H, Morimoto S (2008). Cannabinoids act as necrosis-inducing factors in Cannabis sativa. Plant Signal Behav 3: 1111–1112.

Shoyama Y, Tamada T, Kurihara K *et al.* (2012). Structure and function of 1-tetrahydrocannabinolic acid (thca) synthase, the enzyme controlling the psychoactivity of *Cannabis* sativa. J Mol Biol 2012;423:96–105.

Shrivastava S., S.K. Yadav, S. Verma (2014). Applications of self emulsifying drug delivery systems in novel drug delivery- a review. Afr J Basic Appl Sci, 6 (1), pp. 06-14

301

Silva Brum LF, Emanuelli T, Souza DO, Elisabetsky E (2001). Effects of linalool on gluta-mate release and uptake in mouse cortical synaptosomes. Neurochem Res 26: 191–194.

Singh P, Shukla R, Prakash B, Kumar A, Singh S, Mishra PK
et al. (2010). Chemical profile, antifungal, antiaflatoxigenic and antioxidant activity of Citrus maxima Burm. and Citrus sinensis (L.) Osbeck essential oils and their cyclic monoterpene, DL-limonene. Food Chem Toxicol 48: 1734–1740.

Sinha, Debasish A., Lisa A. I. Matsuda, Tom I. R. Bonner, and Narayan R. Bhat. (1998). "Ex-pression of the CB1 Cannabinoid Receptor in Macrophage-like Cells from Brain Tissue: Immunochemical Characterization by Fusion Protein Antibodies." Journal of Neuroim-munology 82.1 13-21. Web.

Sirikantaramas S, Taura F, Tanaka Y, Ishikawa Y, Morimoto S, Shoyama Y (2005). Tetrahy-drocannabinolic acid synthase, the enzyme controlling marijuana psychoactivity, is se-creted into the storage cavity of the glandular trichomes. Plant Cell Physiol 46(9):1578–1582

Sirikantaramas S, Taura F, Tanaka Y, Ishikawa Y, Morimoto S, Shoyama Y (2005). Tetrahy-drocannabinolic acid synthase, the enzyme controlling marijuana psychoactivity, is se-creted into the storage cavity of the glandular trichomes. Plant Cell Physiol 46: 1578–1582.

Sirikantaramas, S., Morimoto, S., Shoyama, Y., Taura, F et al. (2004). The gene controlling marijuana psychoactivity: molecular cloning. and heterologous expression of D1-tetra-hydrocannabinolic acid synthase from Cannabis sativa L. J. Biol. Chem.

Sirikantaramas, Supaart, et al. (2007). "Recent advances in Cannabis sativa research: bio-synthetic studies and its potential in biotechnology." Current pharmaceutical biotechnol-ogy 8.4: 237-243.

Skold M, Karlberg AT, Matura M, Borje A (2006). The fragrance chemical beta-caryo-phyllene-air oxidation and skin sensitization. Food Chem Toxicol 44: 538–545.

Skolnick, P., Legutko, B., Li, X., & Bymaster, F. P. (2001). Current perspectives on the de-velopment of non-biogenic amine-based antidepressants. Pharmacol Res 43, 411–423.

Sloan ME, Grant CW, Gowin JL, Ramchandani VA, Le Foll B. Endocannabinoid signaling in psychiatric disorders: a review of positron emission tomography studies. Acta Pharma-col Sin. 2019;40:342–50.

Small E & Marcus D (2002). Hemp: a new crop with new uses for North America. In: Janick J, Whipkey A (eds) Trends in new crops and new uses. ASHS Press, Alexandria, VA, p 284

Small E, & Cronquist A. (1976). A practical and natural taxonomy for Canna-bis.Taxon.25(4):405.

Small E. (1975). Morphological variation of achenes of Cannabis. Can J Bot.53(10):978 987.

Small E. (1976). American law and the species problem in Cannabis: science and semanti Cs . Bull Narc. 27(3):1 20.

Soares Vde P, Campos AC, Bortoli VC, Zangrossi H Jr,
Guimaraes FS, Zuardi AW (2010). Intra-dorsal periaqueductal gray administration of cannabidiol blocks panic-like response by activating 5-HT1A re-ceptors. Behavioural Brain Res 213: 225–229.

Spök A, Twyman RM, Fischer R, Ma JK, Sparrow PA. (2008). Evolution of a regulatory framework for pharmaceuticals derived from genetically modified plants. Trends Biotechnol;26:506–17.

Spök A. (2007). Molecular farming on the rise—GMO regulators still walking a tightrope. Trends Biotechnol;74–82.

Stahl E, Kunde R (1973). Die Leitsubstanzen der Haschisch- Suchhunde. Kriminalistik: Z Gesamte Kriminal Wiss Prax 27: 385–389.

Stampanoni Bassi, M., Sancesario, A., Morace, R., Centonze, D., & Iezzi, E. (2017). Cannabinoids in Parkinson's Disease. Cannabis and Cannabinoid Research, 2(1), 21–29.

Stella, N. (2010). Cannabinoid and cannabinoid-like receptors in microglia, astrocytes, and astrocytomas. Glia 58, 1017–1030.

Stinchcomb Audra Lynn, et al. (2012). Prodrugs of cannabidiol, compositions comprising prodrugs of cannabidiol and methods of using the same. Patent: WO2009018389

Stogner J.M., and Miller B.L. (2015). The dabbing dilemma: a call for research on butane hash oil and other alternate forms of Cannabis use. Subst. Abuse; 36: pp. 393-395

Stott CG, Guy GW, Wright S, Whittle BA (2005). The effects of cannabis extracts Tetranabinex and Nabidiolex on human cytochrome P450-mediated metabolism. In: Symposium on the Cannabinoids, June 27. International Cannabinoid Research Association, Clearwater, FL, p. 163.

Stott, Colin G., and Geoffrey W. Guy. (2004) "Cannabinoids for the pharmaceutical industry." Euphytica 140.1: 83-93.

Stout JM, Boubakir Z, Ambrose SJ, Purves RW, Page JE (2012) The hexanoyl-CoA precursor for cannabinoid biosynthesis is formed by an acyl-activating enzyme in Cannabis sativa trichomes. Plant J 71:353-365.

Stout JM, Boubakir Z, Ambrose SJ, Purves RW, Page JE (2012). The hexanoyl-CoA precursor for cannabinoid biosynthesis is formed by an acyl-activating enzyme in Cannabis sativa trichomes. Plant J 71:353-365.

Sugiura T, Kondo S, Sukagawa A, Nakane S, Shinoda A, Itoh K et al. (1995). 2-Arachidonoylglycerol: a possible endogenous cannabinoid receptor ligand in brain. Biochem Biophys Res Commun 215: 89–97.

Swift, W., Wong, A., Li, K. M., Arnold, J. C., & Mcgregor, I. S. (2013). Analysis of Cannabis seizures in NSW, Australia: Cannabis potency and cannabinoid pro le. PLoS One, 8(7), e70052.

Szutorisz, Henrietta, and Yasmin L. Hurd. (2016). "Epigenetic effects of Cannabis exposure." Biological psychiatry 79.7: 586-594.

Taglialatela-Scafati O, Pagani A, Scala F, De Petrocellis L, et al. (2010). Cannabimovone, a cannabinoid with a rearranged terpenoid skeleton from hemp. Eur J Org Chem 11:2067

Taguchi, C., Taura, F., Tamada, T., Shoyama, Y., Tanaka, H., Kuroki, r., & Morimoto, S. (2008). Crystallization and preliminary X-ray dif- fraction studies of polyketide synthase-1 (PKS-1) from Cannabis sativa. Acta Crystallographica. Section F, Structural biology and crystallization communications, 64, 217–220.

Tambe Y, Tsujiuchi H, Honda G, Ikeshiro Y, Tanaka S (1996). Gastric cytoprotection of the non-steroidal anti-inflammatory sesquiterpene, beta-caryophyllene. Planta Med 62: 469–470.

Tanaka H., *et al.* (1996). *Cannabis* 25, biotransformation of cannabidiol and cannabidiolic acid by Pinellia ternata tissue segments. Plant Cell Reports. 15:819–823.

Tashkin DP. (2013). Effects of Marijuana Smoking on the Lung. Ann Am Thorac Soc. 10:239–47.

Taura F, *et al.* (2009). Characterization of olivetol synthase, a polyketide synthase putatively involved in cannabinoid biosynthetic pathway. FEBS Lett 583:2061–2066.

Taura, F.; Morimoto, S.; Shoyama, Y. and Mechoulam, R. (1995). First direct evidence for the mechanism of .DELTA.1-tetrahydrocannabinolic acid biosynthesis. J. Am. Chem. Soc., 117(38), 9766-9767.

Taura, Futoshi, *et al.* (2007). "Production of Δ 1-tetrahydrocannabinolic acid by the biosynthetic enzyme secreted from transgenic Pichia pastoris." Biochemical and biophysical research communications 361.3 (2007): 675-680.

Taylor B (1855). The Lands of the Saracens. G.P. Putnam & Sons: New York.

Thomas A, Baillie GL, Phillips AM, Razdan RK, Ross RA, Pertwee RG (2007). Cannabidiol displays unexpectedly high potency as an antagonist of CB1 and CB2 receptor agonists in vitro. Br J Pharmacol 150: 613–623.

Thomas A, Stevenson LA, Wease KN, Price MR, Baillie G, Ross RA *et al.* (2005). Evidence that the plant cannabinoid delta-9- tetrahydrocannabivarin is a cannabinoid CB1 and CB2 antagonist. Br J Pharmacol 146: 917–926.

Thomas, Brian F, & El Sohly, Mahmoud A. (2016). The analytical chemistry of *Cannabis* (Emerging issues in analytical chemistry). Amsterdam: Elsevier.

Thompson, Ronald J, and Thompson, James M. (2019). Orally dissolving mucoadhesive films utilizing menthol and l-arginine to enhance the bioavailability of cannabinoids. US Patent: US2019125660 (A1).

Tisserand R, Balacs T (1995). Essential Oil Safety: A Guide for Health Care Professionals. Churchill Livingstone: Edinburgh.

Tourino, C., Zimmer, A., & Valverde, O. (2010). THC Prevents MDMA Neurotoxicity in Mice. PLoS One 5, e9143.

Touwn M. (1981). The religious and medicinal uses of *Cannabis* in China, India and Tibet. J Psychoactive Drugs. 13(1):23-34

Trapp SC, Croteau RB (2001). Genomic organization of plant terpene synthases and molecular evolutionary implications. Genet 158: 811–832.

Tsokou A, Georgopoulou K, Melliou E, Magiatis P, Tsitsa E (2007). Composition and enantiomeric analysis of the essential oil of the fruits and the leaves of Pistacia vera from Greece. Molecules 12: 1233–1239.

Turner CE, Elsohly MA, Boeren EG (1980). Constituents of Cannabis sativa L. XVII. A review of the natural constituents. J Nat Prod 43: 169–234.

Turner G, Gershenzon J, Nielson EE, Froehlich JE, Croteau R (1999). Limonene synthase, the enzyme responsible for monoterpene biosynthesis in peppermint, is localized to leucoplasts of oil gland secretory cells. Plant Physiol 120: 879–886.

Uchiyama, Kikura-Hanajiri, Ogata, Goda (2010). Chemical analysis of synthetic cannabinoids as designer drugs in herbal products. Forensic Sci. Int., 198, pp. 31-38

UNODC, United Nations, (1956). Problems of mordern hemp breeding, with particular reference to the breeding of varieties of hemp containing little or no hashish, New York.

UNODC, United Nations, (2009). Recommended methods for identification and analysis of *Cannabis* and *Cannabis* products, New York.

van Rossum, I., Boomsma, M., Tenback, D., Reed, C., & Van Os, J. (2009). Does cannabis use affect treatment outcome in bipolar disorder? A longitudinal analysis. J Nerv Ment Dis 197, 35–40.

van Vliet, S. A., Vanwersch, R. A., Jongsma, M. J., Olivier, B., & Philippens, I. H. (2008). Therapeutic effects of delta9-THC and modafinil in a marmoset Parkinson model. Eur Neuropsychopharmacol 18, 383–389.

Varvel SA, Bridgen DT, Tao Q, Thomas BF, Martin BR, Lichtman AH (2005). Delta9-tetrahy-drocannbinol accounts for the antinociceptive, hypothermic, and cataleptic effects of marijuana in mice. J Pharmacol Exp Ther 314: 329–337.

Verma, V, Khan, F (2019). Synthetic Biology Market revenue to hit $55 billion by 2025: Global Market Insights, Inc. https://www.gminsights.com/industry-analysis/synthetic-biology-market

Vigushin DM, Poon GK, Boddy A, English J, Halbert GW, Pagonis C *et al.* (1998). Phase I and pharmacokinetic study of d-limonene in patients with advanced cancer. Cancer Research Campaign Phase I/II Clinical Trials Committee. Cancer Chemother Pharmacol 42: 111–117.

Viudez-Martinez A, Garcia-Gutierrez MS, Medrano-Relinque J, Navarron CM, Navarrete F, Manzanares J. Cannabidiol does not display drug abuse potential in mice behavior. Acta Pharmacol Sin. 2019;40:358–64.

Volicer L, Stelly M, Morris J, McLaughlin J, Volicer BJ (1997). Effects of dronabinol on ano-rexia and disturbed behavior in patients with Alzheimer's disease. Int J Geriatr Psychia-try 12: 913–919.

Vollner L, Bieniek D, Korte F (1969). [Hashish. XX. Cannabidivarin, a new hashish constitu-ent]. Tetrahedron Lett 3: 145–147.

Von Burg R (1995). Toxicology update. Limonene. J Appl Toxicol 15: 495–499.

Wachtel SR, ElSohly MA, Ross RA, Ambre J, de Wit H (2002). Comparison of the subjective effects of delta9-tetrahydrocannabinol and marijuana in humans. Psychopharmacol 161: 331–339.

Wade, D. T., Robson, P., House, H., Makela, P., & Aram, J. (2003). A preliminary con-trolled study to determine whether whole-plant cannabis extracts can improve intracta-ble neurogenic symptoms. Clin Rehabil 17, 21–29.

Wagner H, Ulrich-Merzenich G (2009). Synergy research: approaching a new generation of phytopharmaceuticals. Phytomed 16: 97–110.

Wagner JA, Járai Z, Bátkai S, Kunos G (2001). Hemodynamic effects of cannabinoids: coro-nary and cerebral vasodilation mediated by cannabinoid CB(1) receptors. Eur J Phar-macol. 2001 Jul 6; 423(2-3):203-10.

Walther, S., Mahlberg, R., Eichmann, U., & Kunz, D. (2006). Delta-9-tetrahydrocannabinol for nighttime agitation in severe dementia. Psychopharmacology (Berl) 185, 524–528.

Walton RP (1938). Marihuana, America's New Drug Problem. A Sociologic Question with Its Basic Explanation Dependent on Biologic and Medical Principles. J.B. Lippincott: Phila-delphia, PA.

Wang G, Dixon RA. (2009). Heterodimeric geranyl(geranyl)diphosphate synthase from hop (Humulus lupulus) and the evolution of monoterpene biosynthesis. Proceedings of the National Academy of Sciences, USA 106: 9914–9919.

Ware MA, Tawfik VL. (2005). Safety issues concerning the medical use of *Cannabis* and cannabinoids. Pain Research Management; 10(Supplement A) 31A–37A

Ware, M. A., T. Wang, J.-P. Collet *et al.* (2010). "Smoked *Cannabis* for chronic neuropathic pain: a randomized controlled trial." Canadian Medical Association Journal 182(14): E694-E701.

Warf, B. (2014). "High points: An historical geography of *Cannabis*." Geographical Review 104(4): 414-438.

Watt, G., & Karl, T. (2017). In vivo Evidence for Therapeutic Properties of Cannabidiol (CBD) for Alzheimer's Disease. Frontiers in Pharmacology, 8, 20.

Wattenberg LW (1991). Inhibition of azoxymethane-induced neoplasia of the large bowel by 3-hydroxy-3,7,11-trimethyl-1,6, 10-dodecatriene (nerolidol). Carcinogen 12: 151–152.

Wedman-St. Louis, B. (2018). Cannabis, a clinician's guide. Boca Raton: Taylor & Francis.

Weier, M., & Hall, W. (2017). The Use of Cannabinoids in Treating Dementia. Current Neurology and Neuroscience Reports, 17(8), 1-9.

Wendisch, V. F., Jorge, J. M. P., Pérez-García, F. & Sgobba, E. (2016). Updates on industrial production of amino acids using Corynebacterium glutamicum. World J. Microbiol. Biotechnol. 32, 105.

Whiting PF, Wolff RF, Deshpande S *et al.* (2015). Cannabinoids for Medical Use A Systematic Review and Meta-analysis. JAMA 2015; 313:2456-2473

Whitton, P. S. (2010). Neuroinflammation and the prospects for anti-inflammatory treatment of Parkinson's disease. Curr Opin Investig Drugs 11, 788–794.

Wilkinson JD, Whalley BJ, Baker D, Pryce G, Constanti A, Gibbons S *et al.* (2003). Medicinal cannabis: is delta9-tetrahydrocannabinol necessary for all its effects? J Pharm Pharmacol 55: 1687–1694.

Wilkinson JD, Williamson EM (2007). Cannabinoids inhibit human keratinocyte proliferation through a non-CB1/CB2 mechanism and have a potential therapeutic value in the treatment of psoriasis. J Dermatol Sci 45: 87–92.

Williams SJ, Hartley JP, Graham JD (1976). Bronchodilator effect of delta1-tetrahydrocannabinol administered by aerosol of asthmatic patients. Thorax 31: 720–723.

Williamson EM (2001). Synergy and other interactions in phytomedicines. Phytomed 8: 401–409.

Wilson, Helen, MSN, RN. (2009). MARINOL. Alabama Nurse; Montgomery 36.26.

Wirth PW, Watson ES, ElSohly M, Turner CE, Murphy JC (1980). Anti-inflammatory properties of cannabichromene. Life Sci 26: 1991–1995.

Xi Z-X, Peng X-Q, Li X, Zhang H, Li JG, Gardner EL (2010). Brain cannabinoid CB2 receptors inhibit cocaine self-administration and cocaine-enhanced extracellular dopamine in mice. Proceedings 20th Annual Symposium on the Cannabinoids. International Cannabinoid Research Society: Lund, p. 32.

Xia KK, Shen JX, Huang ZB, Song HM, Gao M, Chen DJ, et al. Heterogeneity of cannabinoid ligand-induced modulations in intracellular Ca^{2+} signals of mouse pancreatic acinar cells in vitro. Acta Pharmacol Sin. 2019;40:410–7.

Yamamoto I, Gohda H, Narimatsu S, Watanabe K, Yoshimura H (1991). Cannabielsoin as a new metabolite of cannabidiol in mammals. Pharmacol Biochem Behav 40:541

Yang D, Michel L, Chaumont JP, Millet-Clerc J (1999). Use of caryophyllene oxide as an antifungal agent in an in vitro experimental model of onychomycosis. Mycopathologia 148: 79–82.

Yin AQ, Wang F, Zhang X. Integrating endocannabinoid signaling in the regulation of anxiety and depression. Acta Pharmacol Sin. 2019;40:336–41.

Yotoriyama M, Ishiharajima E, Kato Y, Nagato A, Sekita S, Watanabe K, Yamamoto I (2005). Identification and determination of cannabinoids in both commercially available and Cannabis oils stored long term. J Health Sci 51(4):483–487

Young, Kevin, Diane J. Romza-Kutz and Emily Jenkinson (2017). DEA Awards Schedule II Classification To Synthetic THC Drug. Mondaq Business Briefing, Cengage Learning, Inc.

Zanelati TV, Biojone C, Moreira FA, Guimaraes FS, Joca SR (2010). Antidepressant-like effects of cannabidiol in mice: possible involvement of 5-HT1A receptors. Br J Pharmacol 159: 122–128.

Zanelati, T. V., Biojone, C., Moreira, F. A., Guimaraes, F. S., & Joca, S. R. (2010). Antidepressant-like effects of cannabidiol in mice: possible involvement of 5-HT1A receptors. Br J Pharmacol 159, 122–128.

Zani, A., Braida, D., Capurro, V., & Sala, M. (2007). Delta9-tetrahydrocannabinol (THC) and AM 404 protect against cerebral ischaemia in gerbils through a mechanism in- volving cannabinoid and opioid receptors. Br J Pharmacol 152, 1301–1311.

Zeissler, M., Carroll, C., Hanemann, C., & Zajieck, J. (2012). 108 Investigating the neuroprotective properties of Δ9-THC in a cell culture model of Parkinson's disease. Journal of Neurology, Neurosurgery & Psychiatry, 83(3), E1-e1.

Zeissler, M., Eastwood, J., Oliver Hanemann, C., Zajicek, J., & Carroll, C. (2013). Δ9–tetrahydrocannabinol is protective through ppary dependent mitochondrial biogenesis in a cell culture model of parkinson's disease. Journal of Neurology, Neurosurgery & Psychiatry, 84(11), E2-be-e2.

Zgair A. (2016). Dietary fats and pharmaceutical lipid excipients increase systemic exposure to orally administered Cannabis and Cannabis-based medicines. Am J Transl Res, 8 (8) (2016), pp. 3448-3459

Zhang HY, Shen H, Jordan CJ, Liu QR, Gardner EL, Bonci A, et al. CB2 receptor antibody signal specificity: correlations with the use of partial CB2-knockout mice and anti-rat CB2 receptor antibodies. Acta Pharmacol Sin. 2019;40:398–409.

Zhou YJ, Gao W, Rong Q et al. (2012). Modular pathway engineering of diterpenoid synthases and the mevalonic acid pathway for miltiradiene production. J Am Chem Soc 134:3234–41.

Zirpel, B., Degenhardt, F., Martin, C., Kayser, O. & Stehle, F. (2017). Engineering yeasts as platform organisms for cannabinoid biosynthesis. J. Biotechnol. 259, 204–212.

Zirpel, B., Kayser, O., & Stehle, F. (2018). Elucidation of structure-function relationship of THCA and CBDA synthase from Cannabis sativa L. Journal of Biotechnology, 284, 17-26.

Zirpel, Bastian, Felix Stehle, and Oliver Kayser (2015). "Production of Δ9-tetrahydrocanna-binolic acid from cannabigerolic acid by whole cells of Pichia (Komagataella) pastoris expressing Δ9-tetrahydrocannabinolic acid synthase from *Cannabis* satival." Biotech-nology letters 37.9: 1869-1875.

Zuardi AW, Crippa JA, Hallak JE, Moreira FA, Guimaraes FS. (2006). Cannabidiol, a *Cannabis* sativa constituent, as an antipsychotic drug. Brazilian Journal of Medical and Biological Research 39, 421–429

Zuardi AW, Guimaraes FS (1997). Cannabidiol as an anxiolytic and antipsychotic. In: Mathre ML (ed.). *Cannabis in Medical Practice: A Legal, Historical and Pharmacological Overview of the Therapeutic Use of Marijuana.* McFarland: Jefferson, NC, pp. 133–141.

Zuardi AW, Rodrigues JA, Cunha JM (1991). Effects of cannabidiol in animal models predictive of antipsychotic activity. Psychopharmacol 104: 260–264.

Zuardi, A. W., Crippa, J. A., Hallak, J. E., Pinto, J. P., Chagas, M. H., Rodrigues, G. G., et al. (2009). Cannabidiol for the treatment of psychosis in Parkinson's disease. J Psychopharmacol 23, 979–983.

Zuardi, A. W., Guimaraes, F. S., & Moreira, A. C. (1993). Effect of cannabidiol on plasma prolactin, growth hormone and cortisol in human volunteers. Braz J Med Biol Res 26, 213–217.

Zuardi, A. W., Shirakawa, I., Finkelfarb, E., & Karniol, I. G. (1982). Action of cannabidiol on the anxiety and other effects produced by delta 9-THC in normal subjects. Psy- cho-pharmacology (Berl) 76, 245–250.

Zuardi, A., Crippa, J., Dursun, S., Morais, S., Vilela, J., Sanches, R., et al. (2010). Cannabidiol was ineffective for manic episode of bipolar affective disorder. J Psychophar- macol 24, 135–137.

Zulfiqar F, Ross SA, Slade D, Ahmed SA, Radwan MM, Zulfiquar A, Khan IA, ElSohly MA (2012). *Cannabis*ol, a novel Δ^9-THC dimer possessing a unique methylene bridge, isolated from *Cannabis* sativa. Tetrahedron Lett 53:3560